はじめに

私は35年のあいだ、医師を続けてきました。

相談される内容は、男女を問わず、それほど高齢でもないのに、自身の「老化を感じる」というものが近頃は多くなってきました。また、かかりつけの医師に「その年齢なら、その症状であたりまえ」と言われたことが多いというのです。

みなさんも医師から、体重が増えたり、動きが遅くなったり、物忘れをしたり、病気にかかりやすくなったりするのは、「年のせいだ」と言われたことはないでしょうか。

たいていの人は40代になると、次のような症状が現れるものだと言われています。

年をとると、どんなことが起こるのか

●体重が増える。
●動きが遅くなる。
●体のあちらこちらが痛くなる。

●病気にかかりやすくなる。
●身体的にも精神的にも、回復までに時間がかかるようになる。
●「年寄りの物忘れ」やブレイン・フォグ（頭に霧がかかったようにぼんやりする症状）など、記憶の問題が出始める。
●性欲が減退したり、性機能不全が起きたりする。
●気分が落ち込みやすくなったり、不安に駆られたりする。

私も医師の一人として、40代以上の人にこうした症状が多く見られるということに異論はありません。ただ、必ずしもそうとは言えないとも考えています。**正しい食生活をして、十分に睡眠をとり、体を動かして、ストレスを解消する。**また、情熱を燃やせるものや、自分にとって意義のあることを見つけ、コミュニティに参加する。そういう人なら、40代どころか、もっと年をとっても、変わらずに元気でいられるでしょう。

なぜこんなふうに言えるのかというと、こうした障害が起こるのは、年齢ではなく、体の機能が失われていることが原因だからです。人間の体や脳は、必要なものを与えてやれば、正常に機能します。ところが、ほとんどの人は、年をとれば衰えるものだと思い込み、健康に関する誤った神話を鵜呑みにしているのです。

私たちの体の中では、ホルモン、神経、脳、消化、解毒免疫などのさまざまな機能が複雑に関係し合っています。しかし、その自然な状態が崩されることがあります。まちがったダイエットが原因で、腸内にいる善玉菌が死んでしまい、ホルモンのバランスが崩れたり、脳の機能が乱れたりします。体が必要としているだけ、体は動かさなければなりません。睡眠不足は脳を萎縮させてしまいます。不必要な薬を飲むことで、動きが緩慢になり、体重が増加することもあります。そして、ストレスや、孤独感、将来の目的の喪失も、さらに状況を悪化させる原因となります。

若くてスリムな自分でいるために大切なこと

- 体が求めているものを食べる。
- 体にとってストレスになるものは食べない。
- 腸内フローラをサポートする――善玉菌は、消化や、免疫機能、心の健康を助けてくれる。
- ホルモンバランスを保つ。
- 十分に体を動かす。
- 効果的なストレス解消法を見つける。
- 疲れがとれるようにぐっすり眠る。

●薬は最小限にとどめる――薬は、体の自然な健康状態を乱す原因にもなり得る。そのうえで、サプリメントを上手に利用する。
●自分にとっての新しい意義、目的、コミュニティを見つける。

体を癒し、機能を取り戻すためには、何が必要なのか？

この本を執筆するにあたって特に力を入れたのは、体の機能を最適な状態に保つ助けとなる食事や生活習慣についてです。薬によって一時的な気休めを得るよりも、根本的な問題を解決して、今よりも丈夫で、健康になった方がいいと思いませんか？　それこそが、本書を通じて私が言いたいことなのです。

その健康神話はまちがっている

私は医師の仕事を35年間続けてきましたが、ある特定の神話を信じている人が多いことに気づきました。しかも、たいていの医師でさえそうなのです。本書では、こうした神話のまちがいを一つひとつ指摘していきたいと思います。そして、減量や、老化、健康に関して、誰にでも役に立つ、信頼できる情報をお知らせしたいと考えています。

誰もが信じ込んでいる健康と老化にまつわる神話
～まちがい健康神話～

「不調は、前触れなく突然起こるものだ」

西洋医学では、診断をする際に、白黒はっきりつけたがる傾向があります。つまり、病気か、そうではないかということです。しかし私の専門である機能性医学では、健康状態には幅があるものだと考えます。時間の経過とともに、体の機能がゆっくりと衰えていき、ついには重体に陥るというふうに。

たとえば、糖尿病の検査で血糖値が高いと出た場合、**機能性医学では、病気を治療するだけ、ということはしません。最適な健康状態になる手助けをすることに重点を置きます。**さまざまな症状を抑え、エネルギーを取り戻し、気分や集中力を高め、体重を減らすことにつなげて、ひいては血糖値も下がってくるというふうに。

食事や、体を動かすこと、生活習慣を変えること、休息することなどを通して、体のすべての機能が最適な状態で働き始めると、健康的な体重になり、「老化現象」だと思っていた、気になる症状も解消する場合があります。

「健康の心配をしても、遺伝のせいだからしかたがない」

ほとんどの人は、遺伝子によって自分の運命は決められてしまうと思っています。そして、「家族に共通して見られる」病気には、自分もかかるものだと信じ込んでいます。私自身もこの悪魔と闘ってきました。父は心臓発作のために54歳で亡くなっています。兄は、定期的に運動をする健康的な生活をしていたのに、50歳で冠状動脈バイパスの手術を受けることになりました。そして60代になった私も、心臓病になる可能性が高いと各種の検査数値が示しています。

それでも私は、家族の男性たちが受け継いだ遺伝子の運命から逃れています。なぜかと言うと、**たとえ心臓病の遺伝的素因があったとしても、必ずしも発症するわけではないからです。それを決めるのは生活習慣です。**何を食べ、どれだけ体を動かしているか。十分に睡眠をとっているか。ストレスを解消できているか。サプリメントで栄養を補っているか。**自分の健康状態は、想像以上に、自分でコントロールできる**ものなのです。

ある種の遺伝子疾患は、いつかはその症状が現れるでしょう。しかし、ありがたいことに、必ず発症するのは全体の2パーセント程度です。このことは、アルツハイマー病、ガン、関節炎、糖尿病、心臓疾患、高血圧にも当てはまります。遺伝的な運命と関係なく、食事、運動、睡眠、ストレス解消、サプリメントなどに注意することで、こうした病気の発症を抑えることができます。さまざまな研究のおかげで、**生活習慣によって遺伝子の発現を変えられることがわかってきました。**私自身も、生活習慣を変えることで、心臓病の遺伝的傾向を抑えることに成功しています。同様に、肥満や糖尿病の多い家系の人でも、食事や生活習慣に注意すれば、慢性化を防げることが明らかにされています。

一方、遺伝子の中には、回復力を向上させ、寿命を長くし、ガンと闘えるような働きを持つものもあります。しかし喫煙したり、ジャンクフードを食べたりするような生活をしていると、このような働きは抑えられてしまいます。よい選択をするか、悪い選択をするかによって、遺伝子の発現の仕方は変わるのです。

遺伝子には正しい〝情報〟を与えましょう。そうすれば、体全体の機能が改善され、遺伝子の発現の仕方を調節することができるでしょう。

「薬を飲んでも、体のほかの部分には影響しない」

一般的な西洋医学は、人間の体に対して、直線的なアプローチをすることがあります。大学で医学の教育を受けているときにも、症状に集中して、どんな薬を処方すればいいかということばかりを教えられました。それで思いどおりの効果が得られるならいいのですが、ときには、「副作用」と呼ばれる、好ましくない効果も現れます。しかし実を言うと、「副作用」というものは存在しません。これもまた、薬に対する体の反応の一つなのです。

たとえば、ニキビや乾癬《かんせん》は、普通は皮膚科に診てもらうでしょう。しかし私なら、このような皮膚症状は、消化器系や免疫系に根本的な問題があると考えます。この根本的な問題は、そのほかにも、膨満感、便秘、下痢、ホルモンバランスの乱れ、不安、うつ病、ブレイン・フォグ、記憶障害などの症状を引き起こすかもしれません。そして、このような症状が続くと、消化器系は胃腸科の医師に、感情面や認知面での問題については精神科の医師に診てもらうようにアドバイスを受けると思います。こうして、根本的な原因に対処しない限りは専門医でもお手上げです。

本書ではさまざまなアプローチを紹介しています。第一章を読むことで、**自分の体の各部分がどんなふうに「呼応し合っている」か、その相互作用によって、健康になったり、機能障害が発生したりする**のがわかってくると思います。あなたの体は、すべての器官とシステムとが全体として影響し合っている、一つの生態系なのです。

本書の概要

「すぐに健康になる方法はありませんか」とよく聞かれます。私は何年もかけて、あらゆる人に適した健康法を、ようやく一冊の本にまとめることができました。全4章にわたって、健康的な楽しい人生を送るための重要なステップを取り上げています。各項目の始めに、「年齢に関係する」さまざまな症状に悩まされている人たちの話を紹介し、生活習慣によって、健康的にもなれるし、不健康になることもあるということを説明します。また、健康に関する神話のまちがいを指摘していきます。そして、重要なポイントがすぐにわかるように、その項目の終わりに「まとめ」を載せました。

この内容を実践に移していくのが、**「2週間活性化プログラム」**です。これは、**体の機能をサポートするのに必要な食事、運動、睡眠、ストレス解消についての段階的なプログラム**です。プログラムの作成にあたっては、私のヘルスコーチのケリー・バジャージに協力を依頼しました。また、優秀なトレーナーのジム・クラーリーには運動計画を、ケレン・デイ博士には、アクティブ・リリース・テクニックの知識を活かした筋膜リリースのエクササイズを、それぞれ作成してもらいました。

２週間活性化プログラムは、私が35年をかけて、健康について学んだことの集大成と言えます。みなさんには、なるべく書いてあるとおりにプログラムを実践してもらいたいと思います。２週間後には、もう私からのアドバイスも必要ないくらいに、気分がよくなっているはずです。

誰でも永遠に生き続けることはできません。また、老化のプロセスを完全に止めることもできません。けれども、年をとる方法を変えることはできます。体や心に適切なサポートをしてやれば、意義深く、エネルギーと喜びに満ちあふれた人生を送れるようになるのです。

すばらしいことだと思いませんか？　ぜひ、今すぐ始めてください！

目次

1-4 ホルモンバランスに注意する……70

その健康神話はまちがっている……73

1-7 睡眠時間を確保する……111

第2章

2週間活性化プログラム……159

第3章　エクササイズ……210

第4章　ストレス解消法……224

第1章
自分の体と、どうつき合っていくか

1-1　食生活を見直そう

マドレインの場合（女性　56歳　主婦）

初めて私のところに来たときのマドレインは、すっかり途方に暮れている様子でした。

「私、まだ56歳なのに、100歳をすぎているような気がするんです。体重が12キロも増えてしまって、動くのがおっくうなんです。低カロリーの食事とドレッシング抜きのサラダだけを食べて飢え死にしそうなくらい頑張ってみましたが、体重は減らないし、その反動で手当たり次第に食べてしまうようになって。意志が弱いのかしら。そう言えば、私の母も、姉妹も、祖母もみんなそうでした。遺伝なんでしょうか」

アンバーの場合（女性　35歳　会社員）

アンバーは、以前は毎日のようにジムに通っていたのに、ここ数カ月は体がだるく、疲れやすくなったそうです。そして、体重が増えてきたうえに、甘いものを食べたくてしょうがないのだと言います。「そういうときには、糖分控えめのデザートや炭酸飲料を口にするようにしています。コーヒーを飲むときは人工甘味料を入れています。でも、少しも体重が減らないのです。一日中、甘いもののことばかり考えていて、まるで砂糖依存症になったようです」

その健康神話はまちがっている

まちがい健康神話　**「私は意志が弱いから食べすぎる」**

砂糖に依存性があるということは、科学的に証明されています。意志の問題ではなく生物学的な症状の現れなのです。

糖分をとりすぎていることが気になったら、砂糖依存症になっている可能性がありま す。

砂糖依存症の原因は3つあります。

原因その❶「ジェットコースター血糖」になっている

ジェットコースター血糖とは

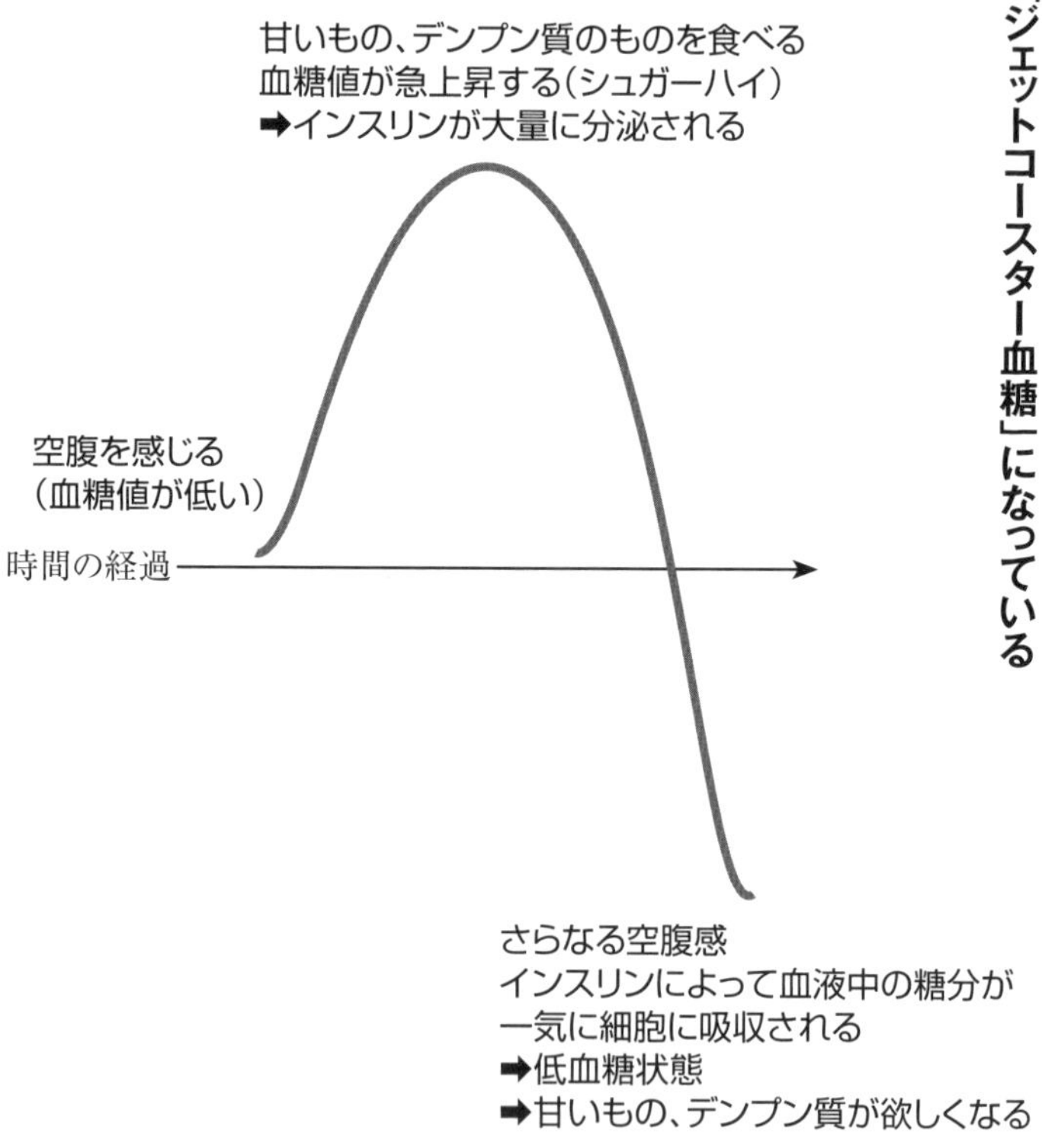

糖分の多いものを食べると、血液内のブドウ糖濃度（血糖値）が急上昇します。理想的なブドウ糖（血糖）サイクルは、次のとおりです。

2、3時間ごとに空腹を感じる。

▼

何かを食べる。

▼

消化管で食物がブドウ糖などの成分に分解される。

▼

ブドウ糖が消化管から血液中に吸収される。

▼

血液中のブドウ糖（血糖）がきっかけとなり適度な量のインスリンが分泌される。

▼

インスリンの働きによって血液中のブドウ糖が全身の細胞に運ばれる。

▼

血液中のブドウ糖濃度（血糖値）が下がると空腹を感じる（ふりだしに戻る）。

クッキーや、米、ジャガイモなどをはじめとする**デンプン質のものを食べた場合、すぐにブドウ糖に分解されるため、血液中のブドウ糖濃度が急上昇します。**それに応じて、**インスリンも大量に分泌されます。するとブドウ糖が急速に全身に運ばれて、すぐに低血糖状態となり、空腹を感じるのです。**

アメリカには「**シュガーハイ**」という表現があります。甘いものを食べると、とても気分がよくなり、興奮状態になるというものです。**こうした現象は心理的なものというよりも、身体的な反応だといえます。意志力とはまったく関係ありません。**

シュガーハイで気分はよくなるかもしれませんが、その後の低血糖状態は非常につらいものです。大量のインスリンが分泌され、血液中の糖分が大量に細胞に吸収されると、気分が落ち込んだり、めまいがしたりすることがあるでしょう。あるいは、集中力が低下したり、気分にムラが出たり、頭が働かなくなったりするかもしれません。そしてマドレインのように、手当たり次第に食べてしまうこともあります。甘いものやデンプン質のものを食べずにいられなくなるのは、このジェットコースター血糖のためなのです。

ジェットコースター血糖の原因になる食物

- グラニュー糖、粉砂糖などの精製糖
- 蜂蜜、アガベシロップ、黒糖などの「天然」甘味料
- ライスシロップ、マルトデキストリンなど、加工食品に含まれる甘味料
- 干しブドウ、プルーン、アプリコットなどのドライフルーツ
- バナナ、マンゴー、パイナップルのようなトロピカルフルーツや、イチジクやブドウなど、ブドウ糖を多く含む果物
- 精白小麦粉、パスタ類、焼き菓子類、白パン
- 白米など精製された穀類
- ジャガイモに多く含まれるデンプンは、すぐにブドウ糖に分解される。
- 全粒穀物や、健康によいものとして食べられる玄米やオーツ麦（オートミールの原料）など全粒に近い穀物で、ジェットコースター血糖になる人も少なくない。

ブドウ糖は重要な栄養素で、筋肉や内臓だけでなく、脳を健康に保つためにも、十分な量を常にとり続けなければなりません。そこで、2、3時間ごとに軽食をとってブドウ糖を摂取することをおすすめします。「ブドウ糖サイクル」を最適の状態に保つことで、す

べてがうまくいきます。

原因その❷　甘いものやデンプン質の食物には依存性がある

フロリダにあるスクリプス研究所では、砂糖の依存性が生物学的な現象であることをより明確にしました。実験用のラットに甘いものを大量に与えたところ、脳の快楽中枢が小さくなり始めたのです。その結果、ラットは同じだけの快楽を得るために、甘いものをより多く食べるようになりました。

ラットは、心理的な問題があって甘いものを食べているのではありません。身体的な依存症になってしまったのです。薬物や甘い食物は、このように「脳」を「乗っ取る」ことがあるのです。

自分の脳が「乗っ取られた」ような気がしたら、「2週間活性化プログラム」を実践してみるといいでしょう。まちがった食生活を続けていると砂糖依存症になりますが、正しい食生活をするようになれば、脳の働きがよみがえってきます。そして、ちょっとした空腹感を楽しみながら、バランスのとれた食事をすることで、健康的な体重を保つことができるのです。

原因その❸　腸内の悪玉菌が糖分やデンプン質を欲しがっている

脳が砂糖に乗っ取られるのには、腸内細菌も影響しています。**ある種の腸内細菌には、脳が砂糖を欲しがるように促す物質を作るものがあります。**このような細菌が増えすぎると、砂糖依存症になることがあるのです。

まちがい健康神話　「糖分不使用の食品や人工甘味料をとれば、健康的にやせられる」

「ブドウ糖の摂取量を減らせば、インスリンが分泌されることがなくなる。低カロリーの食事をとれば、体重が増えることはない」

もっともらしい話に思えますが、実は、まったく逆の結果となってしまうのです。アンバーは、甘いものが欲しくなったらダイエットコーラや無糖ヨーグルトを口にしていましたが、それでもやはり、甘いものやデンプン質の食べ物を欲しがりました。人工甘味料を摂取していると、自分が満腹なのかどうかわからなくなってくるのです。**低カロリーやノンカロリーの食品を食べていると、甘いものが欲しくなるうえに、空腹状態も続きます。**甘いものを食べても満腹にならないと、**空腹や満腹を知らせるホルモンの分泌に異常が生じます。**そしてその状態が続くと、**空腹を自覚できなくなり、さらに甘いものが欲しくなるのです。**

人工甘味料は太る原因になる！

●アメリカ　ガン協会が8万人の女性を対象に行った調査によると、ダイエット炭酸飲料を飲んでいる女性の方が、全糖のものを飲んでいる女性よりも太りやすいことが明らかになりました。

●摂取するカロリーが同じでも、アスパルテームやサッカリンなど人工甘味料の入ったヨーグルトを食べさせたグループは、砂糖入りヨーグルトのグループよりも太りやすくなりました。

●スクラロースはダイエット炭酸飲料に使われる甘味料ですが、これを摂取すると空腹感に襲われ、さらに甘いものが食べたくなるとともに、代謝機能が乱れた結果、体重が増えてしまいます。

●妊娠中にダイエット炭酸飲料を飲むと、母子ともに健康を脅かされます。動物実験の結果、子宮内でアスパルテーム暴露※が起こると、生まれてくる子どもの学習能力や記憶力に悪影響が出ることがわかっています。

※暴露とは、ヒトが化学物質と接触すること。

高果糖コーンシロップは「見えない暗殺者」！

高果糖コーンシロップ（ＨＦＣＳ）は、新陳代謝を乱し、食欲を異常に増進させ、依存症の傾向に拍車をかけることで、体重が増える原因となる天然甘味料の一種です。１９８０年代から広く使われるようになり、炭酸飲料、焼き菓子のほか、ケチャップや、バーベキューソース、スープなど、さほど甘くない食品にも使用されています（注記：日本では、加糖ヨーグルトに使われていることもあります）。

高果糖コーンシロップは、名前からもわかりますが、ブドウ糖とは別種の糖類です。これには３つの大きな問題があります。

①　驚くほどカロリーが高く、体重が増える原因になる悪いタイプのカロリーである。
②　インスリンが反応しないため、摂取しすぎても、空腹感が続く。その結果、人体が消化できないカロリーを大量に摂取することになる。
③　甘いため、ブドウ糖や人工甘味料と同じような砂糖依存症を引き起こす原因となる。

自然食品や生鮮食品を進んで食べるようにし、やむを得ずパック入りの食品を買うときには、ラベルを見て、高果糖コーンシロップやライスシロップなどの「天然の」甘味料が含まれていないことを必ず確かめてください。

まちがい健康神話「太るのは遺伝のせい」

太りやすい遺伝的傾向というものはありますが、食事やサプリメント、運動、睡眠、ストレスの軽減などに注意することで、その傾向を数カ月で変えることができます。「2週間活性化プログラム」を実践して、遺伝子の働きを変えていきましょう。

「遺伝」という言葉にとらわれすぎないでください。食事やサプリメント、普段の生活に注意することで遺伝的傾向は抑えられます。

まちがい健康神話「カロリー制限でやせられる」

確かにカロリーは重要ですが、それがすべてではありません。むしろ、摂取するカロリーの種類に気を付けてもらいたいのです。**カロリーが新陳代謝に及ぼす影響にもっと注目しなければなりません。**

アンバーは、カロリー制限のために人工甘味料を使いましたが、そのせいで、体に脂肪が蓄積されやすくなり、新陳代謝が衰え、空腹や満腹の感覚が乱れてしまいました。その結果、体重が増え、やる気がなくなり、砂糖依存症になっているように感じたのです。

まちがい健康神話「脂質は太る原因だし、健康にもよくない」

この神話は、次のような小さな神話がいくつも集まってできたものです。

- 脂質の多い食物は肥満の原因になり、健康にもよくないことが多い
- 飽和脂肪酸は、コレステロール値を上昇させ、心臓病の原因になる
- 植物油は健康によい

この神話は、真実を一部含んでいると言えます。脂質には体によくないものがありますから。けれども、**体によいばかりか、脳や体の機能を最高の状態に保つのに必要な脂質もたくさんあるのです。**

さて、どうすれば健康によい脂質とそうではない脂質を見分けられるでしょうか？　基本的に、**自然界にある脂質は健康によいもので、研究室や工場で作られた脂質は健康に悪いものです。**

体にやさしい脂質

以下の脂質は、手軽に摂取しにくいと感じられるかもしれませんが、「自然界に

あるもの」という観点からすべて記載しています。

●アボカドとアボカド油
●ココナツとココナツ油（バージンまたは圧搾製法のもの）
●オリーブとオリーブ油（エクストラバージン）
●パーム油
●魚油
●亜麻仁と亜麻仁油
●生のナッツ類
●ナッツ類のバター
●クルミやマカデミアナッツなどの非加熱圧搾製法の油
●チアシードなどシード類
●サケ、サバ、ニシン、カタクチイワシ、マイワシなどの冷水魚
●オーガニックな放牧家畜の肉
●オーガニックな放し飼い家禽《かきん》の卵黄
●放し飼いアヒルの脂肪
●良質なバターやギー、ヤギやヒツジのチーズ

これらの脂質が健康によい理由

体を構成する細胞それぞれの細胞膜の主成分は脂質です。そのため、細胞を維持するには脂質が必要なのです。良質の脂質は内臓や免疫系にも不可欠ですし、食べたものから栄養を吸収するときにも必要になります。主なビタミンには、水溶性ではなく、脂溶性のものが多くあります。ですから、サラダを食べるときにドレッシングをかけなかったり、蒸し野菜の料理にオリーブ油や有機飼育された家畜のバターを使わなかったりすると、野菜に含まれる栄養を無駄にすることになってしまうのです。

ビタミンA、D、E、Kはいずれも脂溶性なので、これらのビタミンを摂取するときには、健康によい脂質をあわせてとるようにしてください。

とるべき脂質をとらないと、老け込んで、太りやすくなります！

健康によい脂質をとると

- 脳の働きがシャープになる。
- 気分のムラがなくなる。
- 内臓の働きを助け、結果的に体全体が健康になる。

●栄養を吸収しやすくなるので、少ない食事でも十分な栄養を摂取できる。
●細胞の働きがよくなる。
●空腹感が和らぐので甘いものやデンプン質の食物をあまり欲しなくなり、太らなくなる。
●老化や肥満の根本的な原因となる炎症への抵抗力が高まる。

私はマドレインに、まず健康によい脂質をとるようにアドバイスしました。長い間ドレッシング抜きサラダを食べていたマドレインは、すぐには信じられないようでした。脂質に関する神話を信じている人は、残念なことに医師の中にもいます。しかし、その神話のせいで、減量できなくて苦労している人が数多くいるのです。

まちがい健康神話「飽和脂肪酸は、コレステロール値を上昇させ、心臓病の原因になる」

飽和脂肪酸は、赤身の肉、鶏肉の皮、牛乳、バター、チーズ、ヨーグルト、卵、ラードなど、動物由来の食品に多いほか、ココナッツ油やパーム油にも含まれています。

ＡＨＡ（アメリカ心臓協会）では、飽和脂肪酸はコレステロール値を上昇させるため健康に悪いと言い続けてきました。ＡＨＡでは、コレステロールは、高血圧、心臓発作、アテローム性動脈硬化など、心臓血管病の主な原因になると考えています。そこで飽和脂肪酸を制限し、その代わりに、青魚や鶏肉（皮以外）、ナッツ類や種子に含まれる不飽和脂肪酸を摂取することを推進しているのです。

しかし、残念なことに、この見解は正しくありません。コレステロールと体重と健康の関係については、1-8でもお話ししますが、次の2つのことだけは言っておきます。

① 実は**コレステロールは、人間の体内で作られ、さまざまな生体機能に関係のある、健康に必須の物質**なのです。

② **コレステロール値が高いのは、脂質が原因ではありません。**また飽和脂肪酸か不飽和脂肪酸かということも関係ありません。健康によい脂質を含む食物であれば、「悪玉」コレステロールを増やすことはありません。減量にも、とても効果があります。健康によい脂質のことをよく知っておきましょう。

まちがい健康神話　**「植物油は健康によい」**

健康によい脂質は、オリーブ油、クルミ油、ココナッツ油、パーム油、アボカド油など、たいていは植物からとれるものです。ところが植物油の中にも健康によくないものがあります。

健康によくない脂質：トランス脂肪酸

トランス脂肪酸や、それを含む加工食品は壊滅的な健康被害をもたらすものとして、アメリカ食品医薬品局（ＦＤＡ）は製造業者に対して、使用停止を求めています。

トランス脂肪酸が健康にもたらす害として、「善玉」であるＨＤＬコレステロールを減らし、中性脂肪と、「悪玉」であるＬＤＬコレステロールを増やすことが挙げられます。さらに心臓病、糖尿病、自己免疫疾患、ガンなどの病気につながることもあります。

健康によくない脂質：工場製の油

キャノーラ油、コーン油、綿実油、ベニバナ油、ヒマワリ油、米油、大豆油などもトランス脂肪酸と同じくらい健康によくありません。私はこれらを「工場製の油」とひとくくりに呼んでいます。食品工場ができるまで、人間が口にしたことがなかった油だからです。このような油は、レストランや惣菜店で広く使われていますが、大量に摂取してしまうことで、トランス脂肪酸よりも多くの健康問題の原因になります。

問題その❶「遺伝子組み換え作物を原料としていることが多い」

遺伝子組み換え作物（ＧＭＯ）は、健康に重大な影響を及ぼします。腸内の善玉菌を死減させ、腸内フローラをすっかり変えてしまうのです。

問題その❷「オメガ3脂肪酸とオメガ6脂肪酸のバランスが悪い」

オメガ3脂肪酸は、主に魚、牧草で飼育された家畜の肉や卵、亜麻仁、ナッツ類、チアシードに含まれます。一方、オメガ6脂肪酸を、特に多く含んでいるのは工場製の油です。レストランで出される食事や加工食品には、工場製の油が大量に使用されています。

オメガ6脂肪酸の中にも必要なものはあります。大切なのは両方のバランスをとることです。理想的なバランスは1対1ですが、現代生活ではオメガ6脂肪酸が大幅に増加しています。

問題その❸「分子的に不安定であるため、炎症の原因となる」

飽和脂肪酸は、その分子構造のおかげでとても安定しています。それに比べると不飽和脂肪酸はやや不安定で、多価不飽和脂肪酸は非常に不安定です。不安定な脂肪酸は酸化しやすく、遊離基《ゆうりき》（フリーラジカル）を発生させます。この遊離基というものが、人間の細胞にさまざまな害を及ぼすのです。

問題その❹「精製されすぎているために、炎症の原因となる」

工場製の油は、人間が消費しやすいように精製されています。そのため味もにおいもありません。ここまで精製するには、高温にしなければなりません。そうすると、不安定な脂肪酸は簡単に酸化し、遊離基が発生します。また、味やにおいの除去に使われる化学薬品も、健康にはよくないものです。

キャノーラ油は、健康によい油として売られていますが、実はそうではありません。まず、キャノーラ油は工場で作られています。カナダで開発されたことから「Canadian oil low acid（カナダで製造された、酸の含有量を抑えた油）」と呼ばれ、その略称が「Canola」になったと言われています。キャノーラ油の原料は確かに天然の菜種油ですが、菜種油は自然の状態では消化することができないため、ヘキサンという化学溶剤を加えて高熱処理を施す方法を用いた結果、菜種油は酸化し、腐敗して、あらゆる症状や障害を引き起こす炎症の原因となってしまったのです。

重要なのは、キャノーラ油は体内で食品として認識されないため、人間が消費するのに適しているかが疑問視されている点です。これは、すべての工場製の油に当てはまることです。それなのに、健康によい食品として販売されているのです。

エクストラバージン・オリーブ油は低温圧搾で抽出されるので、高熱や化学薬品にさらされることはありません。暗い色のびんに詰められるので、光の影響も受けにくくなります。不飽和脂肪酸が含まれてはいますが、高熱で調理するのでなければ、非常に健康的な油だと言えるでしょう。オリーブ油はドレッシングや、ソース、軽くソテーする料理に使い、高熱で調理する場合にはココナツ油やアボカド油を使うといいでしょう。

いろいろ書いてきましたが、とにかく私が言いたいのは次の一言です。

細胞には健康によい脂質が欠かせません。

脂質でやせるには

- オメガ3脂肪酸とオメガ6脂肪酸のバランスを一対一に保つようにしましょう。
- 工場製の油は使わないでください。外食するときでも、揚げ物は控え、焼いたりあぶったりして調理したものを食べましょう。
- ココナツ油やアボカド油など、熱に強い油を使って調理をしましょう。
- 低温で調理する場合（ソテーや、強火ですばやく炒める料理）にはエクストラバージン・オリーブ油を使いましょう。ドレッシングやソースには、エクストラバージン・オリーブ油のほか、クルミ油や亜麻仁油を使いましょう。

●オリーブ油や、良質のバター、ギーなど、健康によい脂質を野菜にかけて食べましょう。ビタミンを摂取しやすくなります。

食事を変えれば、味覚が変わり、体型が変わります。

『食生活を見直そう』のまとめ

① 加工糖を含む、依存性のある食物を口にしない。
② デンプン質の食物を減らす。芋類、米、トウモロコシ、パスタ、パン、焼き菓子類、小麦粉やコーンスターチを大量に含むスープ、ソース、グレービーソースなど。
③ 健康によい脂質を十分に摂取する。

1-2　炭水化物をとりすぎない

リカルドの場合（男性　40代半ば　会社重役）

相談に訪れたリカルドは、イライラしているようでした。

ソフトウェア会社の重役として成功を収めたリカルドですが、大きなプレッシャーのかかる仕事であることから、自己管理には常に気を使っていました。体によい食事にこだわり、健康的な体重を維持するように努めてきたのです。

ところが40代半ばになって、リカルドは自分の体重が増えてきていることに気づきました。また、午後3時くらいになると、むやみに空腹を感じるようになったそうです。さらに「ラテを2杯飲まないと、眠くてやっていられません。しかし、ラテを飲んだら飲んだで、今度は夜眠れなくなります。そうすると次の日はぐったりです」

またリカルドは、健康によいものを十分食べているのに、一日に何度も空腹感に襲われるとうったえました。体重の増加、疲労感、激しい空腹。これは甘いものや「白い」※食物を食べすぎているときの典型的な症状です。そこで普段どんな食事をしているか尋ねると、リカルドは「魚乳卵菜食主義者」だと胸を張って答えました。そして、デザートは一切口にせず、果物しか食べていないとも言いました。
しかし、リカルドの血糖値を測ろうとヘモグロビンA１c検査を行ってみたところ、糖尿病寸前という結果が出たのです。「あなたはどうやら、**炭水化物不耐症**（体の中で炭水化物の処理ができていない症状）のようです」と私はリカルドに告げました。

※白米や白砂糖、精白された小麦粉から作られたうどん、パン、パスタなど

そもそも炭水化物とは何か？

「炭水化物」という言葉を聞いたとき、「パン」や「穀物」を連想すると思います。けれども実際には、野菜や、果物、乾燥豆にも炭水化物は含まれています。基本的には、**動物性タンパク質や脂質でないものは、炭水化物です。**

食物繊維を含む、天然の全粒穀物や、豆類、果物、野菜に含まれる炭水化物は**「複合炭水化物」**と呼ばれています。一方、精白小麦粉や精白糖のように、精製された食品に含まれるのは、**「単純炭水化物」**といいます。単純炭水化物はすぐにブドウ糖に分解されます。

新鮮な果物に含まれているのは複合炭水化物ですが、「加工」された果物（果汁、ドライフルーツ、缶詰など）に含まれるのは単純炭水化物に近いものになってしまいます。

炭水化物を含む食物

- 穀物と、穀物から作られる食品（焼き菓子、パンケーキ、シリアル、パスタなど）
- すべての豆類：豆類にはタンパク質と炭水化物が含まれます。
- 乳製品：乳製品にはタンパク質、脂質、糖類が含まれます。また低脂肪や無脂肪の乳製品ほど、炭水化物がより多く含まれることになります。
- すべての野菜：レタスなどの葉物野菜を含みます。
- 果物
- ほとんどすべての砂糖と甘味料。高果糖コーンシロップも含みます。

その健康神話はまちがっている

まちがい健康神話　「全粒穀物や高食物繊維の炭水化物は健康によい」

「白い」食物の危険性に気づいている人は、少なくありません。砂糖やデンプンが単純炭水化物であることや、全粒穀物や、乾燥豆、野菜、果物に含まれる複合炭水化物の方が健康によいということは、よく知られているでしょう。しかし、複合炭水化物でも健康に悪影響を及ぼす場合があることはあまり知られていません。

人にはそれぞれ、炭水化物の量に対する新陳代謝のセットポイント（脳が認識している体のベストな状態）があります。このセットポイントが守られている限りは健康が維持されますが、そこを超えてしまうと体の機能に障害が現れるのです。長期的に見ると、インスリン抵抗性やレプチン抵抗性ができてしまう可能性があります。その結果、炎症が生じ、体重の増加や疲労感などの症状が現れます。

困ったことに、新陳代謝の**セットポイントは、体調によって変化**します。運動をすることで、炭水化物への耐性が上昇することがありますし、ストレスの連続や加齢によって炭水化物不耐症になるかもしれません。

人間の体は、バランスを保とうとして常に変化しています。ですから、**ストレス、ものの考え方、睡眠、運動、毒性のあるものへの暴露、その後の食生活**などによって、炭水化物への耐性は刻一刻と変化することがあるのです。

まちがい健康神話 「一日に何個か果物を食べるのは健康的である」

果物には、果糖とブドウ糖という、２つの天然の糖類が含まれています。これらは、ジェットコースター血糖の原因となるものです。しかし、果物への耐性は人によって異なりますし、同じ人でも、加齢、睡眠、ストレス、運動、その後の食生活など、さまざまな要因によって、耐性が変化します。

私が本書を書いた目的の一つは、読者の一人ひとりに自分の体のことを見つめ直してもらうことです。何を食べると、体はどんな反応をするのか。食べなければいけないものは何か。食べると効果があるものとそうでないものは何か、について知ってもらいたいのです。

私自身も炭水化物で苦しんだ

炭水化物不耐症の問題について私がよく知っているのは、私自身がこの問題で苦しんだ経験があるからです。以前の私は、有機飼育された家畜の肉や、全粒穀物、豆類、果物ばかりを食べていました。ですから、健康によいと思って食べていたものが、まったくの逆効果だったと知ったときには、リカルドと同じように驚いたものです。

50代になってからは体重が増え始め、午後には疲れを感じるようになりました。そこで自分で血液検査をしてみると、砂糖も、甘いものも、「白い」食物もそんなに食べていないのに、私の血糖値は糖尿病すれすれの値を示していました。

問題は、健康によいとされている炭水化物にあったのです。玄米やキヌアや豆類、果物を食べることには問題はありません。ところが、午後に口にしていたリンゴやスイカが問題でした。私の体は、すべての炭水化物に耐性があるわけではなかったということです。

そこで、食べる量を減らしてみたところ、2カ月で私の体重は減り始め、血糖値も正常な値に戻っていました。

健康を維持するためには、自分の体を調節しなければなりません。そして私やリカルドが行った調節とは、炭水化物を減らすことでした。

インスリンが分泌されるバランスが崩れるとき

処理できないほどの炭水化物を摂取したときに、体はどんな反応をするでしょうか?

まず、炭水化物は体内でブドウ糖に分解されます。このブドウ糖が血液に放出されると、それがきっかけとなってインスリンが分泌されます。

理想的な条件ならば、ブドウ糖はゆっくりと血液に入り込み、それに従って、適切な量のインスリンが膵臓から分泌され、ブドウ糖は効果的に細胞に吸収されます。ところが、**処理できないほどの炭水化物を摂取すれば、インスリンが過剰分泌される可能性が高くなります。**その結果、インスリン抵抗性と呼ばれる症状が引き起こされます。

体がインスリン抵抗性を持つと、血液中のブドウ糖が細胞に吸収されにくくなり、インスリンが分泌されるメカニズムもおかしくなります。このような状態が慢性化すると、成人発症型糖尿病の原因となります。

過剰にインスリンが分泌されると、インスリンが脂質を体に蓄積するように命令を出します。また、コルチゾールと呼ばれるストレスに反応するホルモンが分泌され、炎症を引き起こし、体に脂質を蓄積するよう命令を出します。

こうしてみると、インスリン抵抗性が老化や肥満の原因になることは明らかです。2週間活性化プログラムは、このインスリンの反応を正常に戻すことを目標としています。そのため、穀物や乾燥豆、果物を14日間辛抱してもらうことになります。その間に、インスリン反応がリセットされ、適切な炭水化物摂取レベルを知ることができるのです。

ほかにも「間欠的断食」という方法があります。たとえば、一日の食事をとる時間を午前11時から午後7時までの8時間に限定して、残り16時間は何も口にしない方法です。これを週に3、4回行うといいでしょう。（くわしくは、http://www.bewell.com/blog/intermittent-fasting/をご覧ください）。

レプチンが分泌されるバランスが崩れるとき

レプチンというホルモンは、満腹感を制御する働きがありますが、炭水化物のとりすぎによってレプチンの分泌にも乱れが生じます。炭水化物には、レプチンのバランスを乱して、空腹感や、新陳代謝、体重に悪影響を及ぼすものが数多くあります。**レプチン抵抗性を克服するには、まず、砂糖、甘味料、精製された炭水化物を摂取しないようにすること**です。次に、穀物、乾燥豆、デンプンを含む野菜、果物を、なるべく食べないようにします。また、**睡眠不足もレプチン抵抗性の原因となります**。睡眠については1-7で詳しくお話ししますが、**体重を減らすには、十分な睡眠が欠かせない**ということを覚えておいてください。

炭水化物への耐性は人それぞれ

新陳代謝のセットポイントは人それぞれだということを忘れないでください。リカルドや私には、炭水化物不耐症になる遺伝的傾向があったのかもしれません。この傾向は、自分の体のことをよく知り、それに従った食事をすることで変えられるものです。私は果物を食べたときの糖分の消化吸収に問題があったので、果物を食べる量に注意し、ベリー類をよく食べるようにしました。また、私の炭水化物への耐性は、仕事が忙しかったり、ストレスを感じていたり、運動をしたりすることで変化します。ですから、体調が下り坂のときには、果物や穀物を避けるようにし、体調がよいと思えるときには、ちょっと多めに果物や穀物や豆類を口にします。このように試行錯誤を繰り返しながら、自分の炭水化物への耐性を知っていってください。

リカルドも2週間活性化プログラムを実行し、自分の体に目を向けるようになると、体重のことなど、健康に関わる問題はすっかり解決しました。先日リカルドは私のところに来ると、「今はすっかりリラックスして、夜もぐっすり眠れます。おかげで以前よりも炭水化物への耐性が向上したみたいです」と言っていました。リカルドは、自分の体に注意して、炭水化物の摂取量を調整する方法を身に付けたのです。

炭水化物をとりすぎていないだろうか？

次の中に自分に当てはまる項目がないか、確かめてみてください。

- 「健康によい」炭水化物を食べるようにしているのに、すぐに体重が増えてしまう。
- 炭水化物を摂取するとすぐに疲れてしまう。
- 食後は、頭がぼんやりする。
- 甘いものを食べたくてしようがない。
- デンプン質の食物を食べたくてしようがない。
- 砂糖や炭水化物の摂取をコントロールできない。
- 体重の変動が激しい。

●一日の中で、元気が出るときと、出ないときとの差が激しい。
●空腹になると、めまいがしたり、イライラしたりする。
●おしりや太ももよりも、顔やお腹の方が太りやすい。
●不安なとき、疲れたとき、落ち込んだときには、甘いものや炭水化物を含む食物を食べたくなる。

この中に当てはまるものが3つ以上あった人は、体で処理し切れないほどの炭水化物をとっている可能性があります。まず、甘いものやデンプンを含む「白い」食物を食べないようにしましょう。次に、全粒穀物、乾燥豆、果物を食べる量も減らして、ベリー類を毎日少しずつ食べるようにします。

『炭水化物をとりすぎない』のまとめ

① 砂糖や穀物を2週間断ってみましょう。自分に適した炭水化物レベルがわかってきます。

② 葉物野菜と健康によい脂質をとる。満腹感を得られるし、栄養も満点です。どのくらいなら穀物を食べても大丈夫かを知るきっかけになるでしょう。

③ 運動をする。積極的に体を動かすことで、炭水化物への耐性が高まります。

1-3　腸内フローラを守れ

レイラの場合（女性　30代半ば　ソーシャルワーカー）

「これまではずっと健康でした。それがこの一年間で、体調がいろいろおかしくなってきたんです。お腹にひどくガスがたまって、夜も眠れないくらい。そのうえ、顔や胸のあたりに吹き出ものが出てきました。生理も乱れてきたし、腹痛にも悩まされています。おまけに、7キロも太ってしまったんです」

レイラの病歴を見直してみたところ、この一年間に、慢性の副鼻腔炎を治療するために抗生物質を処方されているのに気づきました。また、胃酸の逆流を防ぐプロトンポンプ阻害薬も処方されていました。

「抗生物質は現代医療のすばらしい発見の一つです。しかし抗生物質は、肥満をはじめとする健康障害の要因となる、かく乱物質でもあるのです。抗生物質は危険な細菌を殺すためのものですが、同時に腸内フローラもだめにしてしまいます。そこにプロトンポンプ阻害薬が投与されたことで、腸内フローラはさらなるダメージを受けたのです」と伝えました。

その健康神話はまちがっている

まちがい健康神話　「細菌は人間の敵だ」

19世紀の科学者は、細菌の中に多くの病気の原因となる病原菌があることをつきとめました。これは西洋医学における大きな進歩でしたが、すべての細菌が人間の敵だと考えたのが、まちがいの元でした。抗生物質が発見され、危険な細菌を死滅させる力は奇跡だと言われましたが、同時に、人間にとって有益な細菌までも死滅させてしまうのです。

抗生物質は「薬にもなれば毒にもなる」

医師から抗生物質を処方されたときには、自分の健康のためにぜひとも必要であるかどうかを確認してください。もしかすると、医師は別の方法を提案してくれるかもしれません。レイラの場合も、副鼻腔炎の治療に抗生物質が絶対に必要だったというわけではなかったようです。

腸内フローラとは何か？

腸内フローラは、人間の体内で生育する細菌の群れのことです。人間の体内には、数兆個の細菌からなる生態系が形成されています。健康な人の体内には、多くの友好的な細菌、いわゆる善玉菌がいます。ですから、腸内フローラは、体の機能を理想的な状態に保つうえで、非常に重要な役割を果たしているのです。

腸内フローラを形成する細菌は、食物を消化したり、免疫機能をサポートしたり、内臓を守ったり、健康的な体重を維持したりと、さまざまな面で私たちの役に立っています。

腸内フローラのバランスをとることが重要なのです。

腸内フローラのバランスを崩す原因になるもの

- 甘いもの
- デンプン質の食物
- 健康によくない脂質（トランス脂肪酸や工場製の油）
- 人工甘味料
- 毒性のあるもの
- ストレス
- 睡眠不足
- 抗生物質

- 一般に使用されている薬品（抗うつ剤、抗不安薬、制酸剤、プロトンポンプ阻害薬、鎮痛剤など）
- トウモロコシ、大豆、パパイヤ、サトウダイコンなどの遺伝子組み換え作物や、キャノーラ油や綿実油などの工場製の油の原料となる作物

腸内フローラはなぜ健康にとって重要なのか

たとえば、私たちが食物を消化して、栄養素を吸収できるのは細菌のおかげです。また、腸壁を形成する細胞に栄養を与えて、免疫系を健康な状態に保つのも、細菌の重要な役割です。思考や感情にも影響を及ぼすため、腸は「第２の脳」と呼ばれます。

セロトニンという、自信を高め、よく眠れるようにする化学物質がありますが、その70パーセントは腸内で作られます。**腸内フローラが良好な状態にあれば、セロトニンなどの神経伝達物質のレベルも理想的な状態に保たれて、気持ちが落ち着き、自信にあふれ、快適な睡眠が得られます。**

ちょうど本書の執筆中、「体内にいる細菌は、腸に信号を出して食欲をコントロールしている」という研究結果が、アリゾナ州立大学心理学部のアテナ・アクティピス助教により発表されました。

腸内フローラと脳の関係

●腸内フローラが健康なとき

●穏やか
●楽観的
●自信
●安定
●明晰な思考
●はっきりした記憶
●安眠
●野菜など健康によい食物をとろうとする

●腸内フローラが不健康なとき

●不安
●悲観的
●自己不信
●憂うつ
●ブレイン・フォグ
●記憶障害
●不眠症
●甘いもの、デンプン質の食物健康によくない脂質をとろうとする

抗生物質が腸内フローラに及ぼす影響

レイラは腸内フローラの話にとても関心を持ちましたが、この一年間に使っていた抗生物質が、自分の健康に壊滅的な影響を及ぼしてきたことには納得がいかないようでした。「抗生物質はすべての細菌を殺します」と私はレイラに説明しました。「副鼻腔炎の治療

に処方された抗生物質は腸内フローラにも影響しました。湖にいる蚊を追い払うのに殺虫剤をまいたら、ほかの生き物も死んでしまった、というのと同じことです」

抗生物質がもたらす重大な影響の一つが肥満です。２０１４年11月に発表された研究結果によると、母親が妊娠期間中に抗生物質を投与された場合、その子どもは、母親よりも肥満になるリスクが高くなるといいます。

腸内フローラは、あなたの脳と、腸と、新陳代謝を守ってくれるのです。

腸内フローラのバランスが崩れるとどんな影響が出るか

- 脳：不安、うつ病、ブレイン・フォグ、睡眠障害、記憶障害
- 消化器系：ガスの発生、膨満感、消化不良、便秘、軟便、胸焼け
- ホルモン：生理不順と月経前症候群、閉経周辺期と閉経期における症状（ほてり、肌荒れ、睡眠障害、気分のムラ）
- 免疫系：風邪やインフルエンザにかかりやすくなる、病気が治りにくくなる、アレルギー、ニキビ、ロザケア（皮膚が赤くなる）、湿疹（皮膚が乾燥して、ボロボロになる）、乾癬（皮膚にうろこ状の斑点ができる）、関節痛

●体全体：疲労感、筋肉痛、体重の増加

遺伝子組み換え作物が腸内フローラに及ぼす影響

遺伝子組み換え作物も、腸内フローラにとって重大な脅威となります。遺伝子組み換えへの取り組みは、米モンサント社などの大企業が始めたものです。この会社は、ラウンドアップという除草剤のメーカーで、この除草剤には、雑草だけではなく、穀物も枯らしてしまうという問題がありました。モンサントが開発した遺伝子組み換え大豆は、ラウンドアップに対する抵抗力があります。そのため、多くの農家がモンサントの除草剤を大量に使うようになりましたが、それが土壌や水にどんな悪影響を及ぼすかわかりません。また、モンサントの大豆を食べた家畜や人間への影響も定かではありません。

遺伝子組み換えの技術は急速に発展しました。本書を書いている時点で、大豆、トウモロコシ、サトウダイコン、菜種（キャノーラ油の原料）、綿（綿実油の原料）など、多くの作物が、ほとんど遺伝子組み換えが施されたものばかりになってきています。

このような作物が私たちや家畜の健康に及ぼす影響について書きたいのですが、

残念ながらそれはできません。誰にも、まだその影響がわからないからです。遺伝子組み換え作物の歴史は浅いので、その影響についての全体像はまだつかめていないのです。

腸内フローラを守るには

●遺伝子組み換え作物を使った食品を避ける。遺伝子組み換え作物の一覧は、http://www.nongmoproject.org/learn-more/what-is-gmo/ を参照のこと。

（注記：日本の遺伝子組み換え事情については厚生労働省のサイト、ほかにも食品安全委員会、消費者庁、農林水産省、環境省、生物多様性センターのサイトで最新の情報を得られるかもしれません）。

●甘いものやデンプン質の食物を避ける。

●ジャンクフードや加工食品を避ける。

●グルテンを避ける。グルテンは小麦、ライ麦、大麦のほか醤油やビールなどにも含まれています（グルテンについては63ページ参照）。

●保存料や人工の原材料を避ける。

●大量生産を目的とした手法で飼育された家畜や家禽の肉、乳製品、卵を避ける。抗生物質やホルモンを投与されていたり、遺伝子組み換えを行った穀物を飼料にしていたりするため。

- できる限り抗生物質を避け、どうしてもという場合は、植物由来の抗生物質を使用する。
- 人工甘味料を避ける。
- 水道にフィルターや浄水器を付ける。
- 毎日、プロバイオティクスを服用して、腸内フローラの細菌を補う。抗生物質を服用したときには、特に重要。
- ザワークラウト、ケフィア（発酵乳）、キムチなど発酵食品を食べる。発酵食品には腸内フローラを守る、天然の細菌が含まれています。
- 善玉菌の栄養となるプレバイオティクスを食事に取り入れる。特に、食物繊維をとりましょう。トマト、ニンニク、玉ネギ、ラディッシュ、長ネギ、アスパラガス、アーティチョークなどに多く含まれています。
- 効果的なストレス対処法を身に付ける（1-6参照）。
- 十分な睡眠をとる（1-7参照）。

ボーン・ブロスが腸を癒す

腸を癒すのに特に効き目があるのが、「ボーン・ブロス（骨のスープ）」です。鶏や、魚介類、牛、羊の骨から煮出した栄養たっぷりのスープです（有機的に飼育された家畜や、天然の魚介類が望ましい）。

ボーン・ブロスには、天然のゼラチンとコラーゲンが多く含まれていて、これらの成分が、腸管壁を癒すのに役立つのです。またゼラチンなどの栄養素は、免疫機能をサポートします。カルシウム、マグネシウム、カリウム、ケイ素、硫黄、リンなど、体内に吸収しやすいミネラルも含まれています。

ボーン・ブロスにはアンチエイジングの効果もあります。

まちがい健康神話

「セリアック病でなければ、小麦やライ麦や大麦など、グルテンを含む食物を口にしても大丈夫だ」

腸内フローラのバランスを乱す原因の一つにグルテンが挙げられます。グルテンは、小麦、ライ麦、大麦などの穀物に含まれるタンパク質のことです。

セリアック病は、小腸の内壁が損傷し、栄養を吸収できなくなる病気ですが、この病気にグルテンが関係しているという話を、耳にしたことがあると思います。**グルテンを摂取するとセリアック反応が起こり、疲労、貧血、栄養失調、消耗だけではなく、けいれん、内出血、消化器系の問題まで引き起こします。**セリアック病は遺伝的なもので、グルテンに対してこの反応を示すのは100人に一人くらいだと言われています。だからといって、グルテンに注意しなくてもいいというわけではありません。

ここで問題になるのは、私たちの身の回りには、グルテンがあふれかえっているということです。加工食品の「天然調味料」として、また、スープやソースにとろみをつけるのに使われますし、アイスクリームやシャーベットやプリンなどの非デンプン性の食物にも含まれています。

なんといっても、毎日食べてきたパンのことが気掛かりになるでしょう。人間は何千年もの間、パンを口にしてきました。しかし、今の私たちが食べているパンは、つい50年前のパンと比べても、まったく違ったものになっています。『小麦は食べるな!』の著者であるウィリアム・デイビス博士によれば、今の小麦は大量生産向けに品種改良されていて、本来の小麦とはまったく別物だそうです。新種の小麦により多くのグルテンが含まれているのは、その方が、ふんわり柔らかくパンが焼き上がるからです。また、グルテンを増すために、小麦に含まれていた重要なアミノ酸が取り除かれました。さらに、グルテンが多い今の小麦粉や小麦粉製品には習慣性があり、食欲を刺激する働きがあります。

特に心配なのは、小麦などの作物は、除草剤に使用されている有害な成分であるグリホサートを含んでいる点でしょう。グリホサートはセリアック病の増加と関連性があることがわかってきています。自分の腸と免疫系を守るためには、グルテンを避けることです。

グルテンを含む食物

- 小麦、ライ麦、大麦などの麦類。デュラム小麦、グラハム粉、カムート小麦、ライ小麦、セモリナ粉、スペルト小麦、オーツ麦なども含みますが、「グルテンフリー」と明記されているものは除きます。
- 右記の穀物を含む製品。焼き菓子、フライ、パスタ、シリアルなど。
- 醤油（「グルテンフリー」と明記されているものを除く）。
- ケチャップなどの調味料にも含まれていることがあるので、ラベルをよく見てください。
- 加工食品や缶詰め。「天然調味料」と書いてあれば、グルテンが含まれている可能性大です。
- セイタン（グルテンミート）。
- ビール（「グルテンフリー」と明記されているものを除く）。

まちがい健康神話

「食物に対するアレルギーがなければ、乳製品やトウモロコシなど、どんなものを食べても大丈夫だ」

グルテン以外で免疫反応を起こす食物として、乳製品、トウモロコシ、大豆が代表的です。

食物そのものに問題はなくとも、それを食べる人の腸や免疫系が弱っていることが問題のきっかけとなります。ですから、腸や免疫系が回復すれば、それまで食べられなかった食物を食べられるようになることもあるでしょう。

まずは2週間活性化プログラムの間に、自分の免疫が反応する食物を特定すること。そして、腸に炎症などの問題が起こっていない状態を知ることです。あなたの腸が回復し始めれば、もっと気分がよくなり、自分の体に必要なものについてもわかってくるでしょう。

まちがい健康神話

「大豆は健康食品である」

レイラは、グルテンや、トウモロコシ、乳製品が体重増加の原因になっているという話には納得したようでした。しかし、私が大豆もいけないと言ったときには、相当驚いた様子でした。「大豆って、健康にいいんじゃないですか？　できるだけ、肉の代わりに豆腐を食べていたんですけど」

「大豆は健康食品だ」という神話は、工場式農場の都合から生まれた、まちがった神話です。もともと大豆は、人間が消化できないために、もっぱら家畜の飼料として使われていました。その後、大豆産業が大豆のタンパク質を分離して、食品加工産業に販売するようになってから、大豆市場は拡大したのです。ですから、ほとんどすべての加工食品に大豆のタンパク質が含まれていると言っても過言ではありません。

アジアでは、大豆を主食として食べるのではなく、味噌などの調味料として使っています。そして、大豆から調味料を作る際に発酵させることで、多くの点で健康によい食品に変化します。

大豆にはこんな問題がある

- 内分泌系を混乱させ、甲状腺やエストロゲンなど、ホルモンの異常を引き起こし、疲労、便秘、生理不順、閉経周辺期と閉経期における症状などの問題の原因となる。
- レプチン抵抗性を高めるとともに、炭水化物不耐症を引き起こす。
- 特定のミネラルを吸収する機能が阻害される。
- アレルゲンとして炎症を引き起こす原因となる。

腸内フローラや消化器系、免疫系、ホルモンの機能を回復させるためには、それを阻害する原因となる大豆を食べないのが一番簡単な方法です。どうしても大豆を食べたいという人は、テンペ（インドネシアの大豆の発酵食品）を食べるといいでしょう。消化しやすく、健康にもよい食べ物です。ただ、甲状腺や婦人科のガンの病歴のある家系の女性は、大豆をまったく食べないようにした方がいいでしょう。

大豆を使った食品

- 枝豆
- 豆腐
- テンペ
- 納豆
- 醤油
- ベジタリアン用の代用肉
- プロテイン食品（ラベルを確認してください）
- ほとんどすべての加工食品（ラベルを確認してください）

内臓の調子をよくして、健康を取り戻そう

レイラは、自分の症状の根本的な原因が、腸内フローラのバランスが崩れていたことにあったと気づいてからは、その回復に一生懸命取り組みました。そして2週間活性化プログラムを開始すると、すぐにその成果が現れたのです。体重もみるみる減り始めました。

『腸内フローラを守れ』のまとめ

①　体によい細菌を毎日とる。
②　週に3、4回は発酵食品を食べる。
③　最低でも週に2回は、砂糖、加工食品、グルテン、乳製品、トウモロコシ、すべての穀物、乾燥豆、卵、ナス科の植物（ジャガイモ、トマト、ナス、ピーマン）、大豆など、アレルギー反応を起こす食品を食べないようにする。

1-4 ホルモンバランスに注意する

クウィンの場合（女性　45歳　事務職）

「私の母は年をとるにつれて、だんだんとやつれていきました。それで、自分はあんなふうにはなるまいと、健康的な食事にジム通い、体調には気を遣っていました。でも、髪の毛は細くなったし、爪も割れやすくなりました。それに便秘ぎみ。そのせいか、この2年間で7キロも太ってしまいました。そして、昼間はほとんどグッタリしているのに、夜になると、目が冴えてくるんです」

「生理もめちゃくちゃです。更年期障害の症状が出ることは前からありましたけど、重くて痛くて。お医者さんには、閉経期が近いからしょうがないですねって言われました」

クウィンの話から私は、次の4種類のホルモンバランスの乱れを疑いました。

① 疲れや睡眠障害は、**コルチゾールなどのストレスホルモンを作り出す副腎に問題があるため**ではないか。

②　疲れのほか、便秘、細くなった髪の毛、割れやすい爪、体重増加は**甲状腺に問題があるため**ではないか。

③　閉経周辺期の症状や生理の問題は、**エストロゲン、プロゲステロン、テストステロンなどの性ホルモンが原因**ではないか。

④　体重増加は、これら3種類のホルモンのバランスが崩れているためではないか。また、甘いものやデンプン質の食物の食べすぎや炭水化物不耐症が原因で、**インスリンの分泌に問題が起きている**のではないか。

年をとると、男性ならテストステロン、女性ならエストロゲン、プロゲステロン、テストステロンが減少するのは確かです。しかし、全般的に体調がよいのであれば、ホルモンの変化はそれほど問題にはなりません。ただ、**体にストレスがかかっているときが要注意**なのです。たとえば、甘いものやデンプン質の食物を食べすぎたり、腸内フローラのバランスが崩れたり、睡眠不足だったり、化学物質にずっとさらされていたり、精神的なストレスを感じていたりするときには、ストレスホルモンのバランスが乱れることがあります。

ストレスホルモンやインスリンのバランスが崩れると、甲状腺ホルモンや性ホルモンの分泌まで乱れ始めます。こうしたことは年のせいだと片付けられがちですが、実際には、体の機能に問題が生じているのです。

ホルモンのバランスが崩れるとき

- 甘いものやデンプン質の食物を食べすぎたとき
- 炭水化物不耐症の人が、穀物や、乾燥豆、果物を食べすぎたとき
- 健康によい脂質が不足しているとき
- 腸内フローラのバランスが崩れているとき
- グルテンなど、免疫系や腸がアレルギー反応を起こす食物が原因となっているとき
- 睡眠不足
- コーヒー、エナジードリンク、炭酸飲料、チョコレートなど、カフェインのとりすぎ
- 食品、大気、水、家庭用洗剤、パーソナルケア製品、化粧品などによく含まれる化学物質への低レベルの暴露が続いているとき
- 市販薬や処方薬の摂取が続いているとき
- 日常生活での問題が積み重なり、それが解決しそうに思われないとき

その健康神話はまちがっている

まちがい健康神話　「年をとれば、疲れやすくなるのはあたりまえだ」

患者が「疲れやすくなった」、「夜眠れなくなった」などと言っているときには、副腎の異常を疑うことにしています。76ページの「副腎機能障害に悩まされていませんか？」でチェックしてみてください。

副腎にはストレスに対処する働きがある

副腎は腎臓の上にあり、ドーパミン、アドレナリン（エピネフリン）、ノルアドレナリン（ノルエピネフリン）、コルチゾールなど、さまざまなストレスホルモンが作られます。よく「アドレナリンが出る」と言いますが、アドレナリンは、刺激を受けたり、興奮したり、困難に直面したりしたときに分泌されるのです。

もっとも強力なストレスホルモンと言えば、コルチゾールでしょう。コルチゾールは、精神的にも肉体的にも、もうひと頑張りが必要だというときに分泌されるホルモンで、やる気と集中力を持続させる働きがあります。コルチゾールは朝に分泌されます。朝起きたときが最高レベルで、その後は時間の経過とともに減っていくというのが、理想的な状態です。

慢性的なストレスがもたらす悪循環

現代人は、慢性のストレスにさらされ続けています。

私たちの祖先は、慢性的なストレスに対しては、生殖機能をはじめ体の機能を停止させ、体に脂肪を蓄えることで、効果的に対処してきました。ですから、もし現代人が慢性的なストレスを感じたとしたら、性欲が減退し、食べ物のことに集中するようになるでしょう。ここに、まちがった食生活や、睡眠不足や、身の回りにある毒物などが加われば、体はますます脂肪を蓄えるようになります。コルチゾールが、肥満の原因になる理由がわかってきたでしょう。

コルチゾールのバランスがとれていれば、体に脂肪を蓄える命令は出ません。しかし、体が常にストレスを受けていると体重が増え始めます。また、消化器系、免疫系、神経系、インスリン反応など、ホルモンにも悪影響が出ます。コルチゾールが過剰に分泌されるとインスリン反応が混乱します。そしてインスリン抵抗性と血糖値の変動とが原因になって、さらにコルチゾールが分泌されます。この悪循環によって体重が増えてしまうのです。

慢性的なストレスが肥満と老化の原因になる

粗末な食事、睡眠不足、毒物への暴露、多くの医薬品、感情的なストレスの要因、疎外感、目的や意義を見失った状態

↓

コルチゾールなどのストレスホルモンが放出され続ける

↓

その他のホルモンの乱れ：甲状腺ホルモン、性ホルモン、インスリン反応、肌荒れ、関節痛、免疫系の問題、消化不良

体重の増加

不安、うつ病、ブレイン・フォグ、記憶障害、気分のムラ、疲労感

副腎機能障害に悩まされていませんか？

●体重が増えた、または体重を減らしにくくなった。
●理想的とされるだけの睡眠をとれない。
●いつも疲れている。
●朝起きたときから疲れている。
●どうしても起きていられない。たとえば、食後にテレビを見ているときに寝てしまう。
●コーヒー、エナジードリンク、炭酸飲料、お茶、チョコレートなどのカフェインを口にしないと一日を過ごすことができない。
●甘いものやデンプン質の食物をとらないと、一日を過ごすことができない。
●寝付きが悪くなった、または寝ているあいだに目が覚めてしまう。
●いろいろな考えが浮かぶ、動悸が激しくなるなど、興奮して眠れなくなる。
●いつも寒気がする。
●周期的にクタクタになり、だるくて、何をする気も起こらなくなる、またはそうなることが多い。
●すっかり疲れ果てて、何もできなくなる。
●友人、家族、仕事の同僚から、気が短くて怒りっぽいと言われる。

- どうしていいかわからなくなる。
- ちょっとしたことをするのにも、自分の手には負えなくなる。
- 運動すると疲れてしまう。

この中に当てはまるものが3つか4つあった人は、副腎機能障害が疑われます。そして、6つ以上が当てはまった人は、まちがいなく副腎機能のバランスが崩れています。2週間活性化プログラムに取り組んでみてください。1-5、1-6、1-7の内容も参考にすれば、状況は改善されるはずです。

カフェインは「毒にも薬にもなる」

患者からよく、ラテやカフェイン入りのお茶は飲み続けてもかまいませんか、と質問されます。私の考えでは、カフェインは一種の薬物ではありますが、適量であればほとんど無害なものです。「適量」というのは、多くとも、250ミリリットルのコーヒー2杯までか、230ミリリットルの紅茶や緑茶を4杯まで、ということです。ただ、カフェインをうまく消化吸収できないときには、睡眠が乱れ、副腎にストレスがかかるため、コルチゾールが過剰に分泌され、目が冴えたり、不安を感じたり、体重が増えたりする原因になります。また、もともと副腎の機能が乱れていたのなら、カフェインによって、症状は悪化するでしょう。副腎に必要なのは静寂と休息ですから。

血液検査は役に立つのか?

副腎の調子が悪いとき、血液検査をしてもらっても、一度の検査だけでは副腎の状態を知るのは難しいです。

しかし、2週間活性化プログラムに取り組めば、副腎の問題は改善されるでしょう。

甲状腺の働きについて

甲状腺は、喉の下の方にあって、体に活力を与え、新陳代謝を促し、ホルモンの働きをよくする働きをしています。甲状腺機能障害は、特に40代から50代以上の女性に多くみられますが、必ずしも高齢と関係があるわけではありません。

甲状腺について詳しく述べるとページが尽きてしまいますので、ここでは、グルテンや大豆を食べないようにすることで、副腎機能の問題は解消され、甲状腺の問題も徐々に改善されていくということだけ、伝えておきます。

甲状腺機能障害に悩まされていませんか?

- いつも疲れている。
- 風邪をひきやすい。
- 髪の毛が細くなった、抜け毛が増えた。
- 爪が割れやすい。
- 便秘である。
- 健康的な食生活なのに太ってしまった。
- よく気分が落ち込む。
- よく生理不順が起こる。
- 体のどこかしらが痛い。

この中に当てはまるものが3つ以上あった人は、私の2週間活性化プログラムに取り組んでみてください。

まちがい健康神話「閉経期が近くなれば、いろいろ不快な症状が出るものだ」

女性によく見られるホルモンの問題といえば、代表的な女性ホルモンであるエストロゲンとプロゲステロンのバランスの乱れでしょう。10代から40代までの間、卵巣ではエストロゲンが作られます。そして閉経期になると、卵巣の機能が低下して、副腎が代わりの役割を果たすようになります。ここで副腎の機能が最適の状態であるなら、特に問題は発生しません。しかし副腎にストレスがたまっていて、必要なエストロゲンを作り出せないと、クウィンのような症状が現れます。

残念なことに、たいていの医師は、ホルモンに関わる症状が出ている女性に対して、エストロゲンだけを処方します。しかしこの場合、エストロゲンのレベルは少ししか下がらないのに対して、プロゲステロンのレベルは急降下し、ホルモンバランスが一気に崩れることが多いのです。

ホルモンは、オーケストラのようなものだと、私は患者によく言っています。一つでも楽器の音が外れていれば、オーケストラ全体が台無しになります。ですから、ホルモンバランスを保つためには、すべてのホルモンによって奏でられる交響曲に耳を傾けなければなりません。

まちがい健康神話　「環境はホルモンに影響しない」

クウィンが、ホルモンの相互作用についての私の説明に熱心に耳を傾けているとき、「でも、毒素というのがよくわかりません」と言いました。「私は事務職で、郊外に住んでいます。いったいどこで毒素の影響を受けるのでしょうか」

しかし、オフィスで働き、快適な家で暮らしている人でも、工業薬品、重金属、大気や食物や水を汚染する物質、家庭用洗剤、パーソナルケア用品などの毒素に囲まれた中で、毎日生活しています。そしてその中には、「内分泌かく乱物質」と呼ばれるものがあります。

生活の中に潜む内分泌かく乱物質

- パーソナルケア用品：化粧品、モイスチャークリーム、シャンプーやコンディショナーなど。
- 飲料水：アトラジン、ヒ素、過塩素酸塩は、水道水に含まれる三大内分泌かく乱物質。
- 缶詰め：缶詰めの缶に使われているビスフェノールA（BPA）は、内分泌かく乱物質です。
- 果物や野菜の一部：殺虫剤、除草剤のほか、工場廃水の影響により、内分泌かく乱物質に変わってしまう場合がある。
- 家畜の肉や乳製品の一部：体の機能を乱す抗生物質や、ホルモンや、工業薬品が含まれる場合がある。

●高濃度の水銀を含む魚：サメ、メカジキ、キングマカレル（鼻先の尖った大型のサバ）、マカジキ、アマダイなど大型の魚は、水銀などの重金属が高濃度に含まれており、ホルモンのバランスを崩す。

●台所用品：こげつかない調理器具、プラスチック製のラップや容器は、加熱したときに特に危険。

●家庭用やオフィス用の洗剤：ホルモンを乱す工業薬品が含まれていることが多い。

●オフィス用品：トナー、溶剤、インクカートリッジがホルモンバランスを乱す原因になることがある。

●プラスチックコーティングされたレシート用紙：ＢＰＡが含まれている。

●家具：木材や仕上げ剤からも、さまざまな毒素が放出される。

●カーペット：有害な工業薬品が含まれていることがよくある。

●建物：毒性のあるカビ、建築資材から発生する蒸気、工場内を浮遊する有害物質が、家やオフィスを汚染する。

このように、内分泌かく乱物質は至るところに存在します。数回の接触であれば問題はなくとも、あらゆる場所で、少量の内分泌かく乱物質に常に接触していることで、ホルモンバランスが乱れる原因になります。たとえば、私は医師として、50歳をすぎないとほとんど発症しないと言われていた乳ガンが、若い女性の間にも増えてきていることを知っています。おそらくこの女性たちは、子宮内にいたころから、内分泌かく乱物質にさらされ続けてきたのではないかと考えています。

自分のホルモンをさまざまな毒素から守るために

- BPAなど、プラスチック製品はできる限り避ける。容器は決して加熱しない。
- ペットボトル入りの水は買わない。日光や高温にさらされると、ボトルに含まれるプラスチックの分子が中の水に溶け出します。
- パーソナルケア用品は「クリーンな」ものを使用する。パラベン、フタル酸エステル、ジエタノールアミン、エタノールアミン、トリエタノールアミン、ラウリル硫酸ナトリウム、ラウレス硫酸ナトリウムの入ったものは使わない。
- 手指用の除菌剤や抗菌石けんは使わない。皮膚の細菌を殺すだけではなく、腸内フローラが乱れる原因になります。

●水道には、風呂の蛇口やシャワーも含めて、フィルターを付ける。化学物質は、皮膚からも吸収されるからです。

『ホルモンバランスに注意する』のまとめ

①反応を引き起こしたり、ストレスになったりする食物を口にしない。甘いものやデンプン質の食物、グルテン、アレルギー反応を起こす食物。必要であればカフェインも。

②台所や風呂場から、内分泌かく乱物質※を一掃する。3カ月くらいかけて、徐々に安全なものと取り替えていくことです。

※注記：日本では「環境ホルモン」と呼ばれることもあります。さまざまなサイトを参考に、ご自身の症状と照らし合わせながら、環境を整えてください。

③ストレスを解消する。コメディ映画で思い切り笑ってみたり、音楽に合わせてダンスをしてみたり、自分へのごほうびとして、夜に外出して大いに楽しんだりすることです。

1-5　体を動かす

アイシャの場合（女性　46歳　コンサルティング会社勤務）

アイシャは46歳で、肌色もよく、しわ一つありません。自分が始めたコンサルティング会社で長時間働き、世界中を飛び回っているそうです。以前は走るのも散歩も大好きでした。しかしこの3年ほど両膝の関節炎のせいで自由に動けなくなり、重いスーツケースを飛行機の荷物入れに持ち上げるのも、空港の長い通路を歩くのも、苦痛に感じるようになりました。

「体を動かすと、気持ちが若返ります。関節炎の問題を解決して、運動を始めましょう」と私は言いました。するとアイシャは、「私、ジムが苦手なんです。言われたとおりの食事をしますし、なんでも言うことに従います。でも、ジムは勘弁してください」と嫌がりました。「でも、以前の元気を取り戻したいのだったら、運動は欠かせません。あなたが気に入りそうな運動を見つけましょう。ジムに行かなくともいいんです。自転車に乗ったり、水泳をしたり、合気道を習うのもいいでしょう。まず30日間、体を動かしましょう。きっとあなたの体は、違うメッセージを送ってくると思いますよ」

その健康神話はまちがっている

まちがい健康神話 「運動は、若くて元気な人がすることだ」

体は、もともと動きたがっています。私はアイシャに「少しでも体を動かすようになれば、もっと動きたいという気になってくるでしょう」と言いました。昼間は机の前に、夜はテレビの前に**座りっぱなしという生活をしているうちに老化が始まります**。そして、体調面でもいろいろな問題が現れます。多くの研究によって、**一時間以上座り続ける生活をしていると、心臓疾患のリスクが高くなり、循環器や関節に障害が現れる**ことがわかっています。座っていることで、血液が足に滞り、立っているときの半分くらいしか流れなくなってしまうためなのです。

ところが、インディアナ大学の最新の研究では、一時間おきに5分間歩くなどの休憩を入れるだけで、こうしたリスクを解消できることが明らかになりました。ちょっと戸外に出てみたり、オフィスのある建物のホールを歩き回ったりすることで、血流は元に戻るのです。それこそ、トイレに行って帰ってくるだけでもいいのです。

朝、強めの運動をしてから仕事を始めたり、夜、軽めの運動をしてストレスを和らげたりするのは効果的な方法です。体は動きたがっているのですから、思い切り動かしてやりましょう。**運動をすることで脳が活性化し、アルツハイマー病など認知症の予防につながり、脳細胞が再生され、失われたと思われた機能が回復することがあります。**これを「**神経発生**」と言います。

運動をすることで、ミトコンドリアの数が増えるという利点もあります。それは細胞内にあり、エネルギーを生み出す発電所だとよく言われます。ミトコンドリアが多いほど、体力がつき、多くの脂肪が燃焼されます。その意味でも、運動は健康を保つ上で重要なのです。

まちがい健康神話　「運動をするときには、筋力とスタミナをつけることに集中する」

運動と聞いたとき、まずどんなことが頭に浮かびますか？　たいていの人は、筋肉のことを考えるでしょう。しかし人間の体には、筋肉のほかにも、腱や、靭帯や、筋膜など、健康を保つ上で重要な働きをするものがあります。

人間の体は筋肉だけでできているわけではない

●筋膜（ファーシャ）：軟組織でできた帯状のもので、骨、筋肉、腱、神経、血管、内臓と癒合しています。筋膜には、皮膚のすぐ下にある浅筋膜と、さらに深いところ

にある深筋膜とがあります。筋肉を動きやすくするには、柔らかな筋膜が不可欠です。

●腱：筋肉と骨とをつなぐ硬いひも状の組織です。筋肉は、神経系を通じて脳とつながっているので、体を動かすときには、筋肉が動きます。しかし、骨に力を伝えるには、腱の助けが必要です。

●靭帯：骨同士をつなぐ硬い組織で、骨の位置を正しく保ち、関節を支える働きをしています。靭帯は、ねんざや関節痛を防ぐ上でとても重要なので、靭帯を傷めないようにするために、筋肉や、腱、筋膜を健康な状態に保たなければなりません。

連日のデスクワークは、体にさまざまな悪影響を及ぼします。背中を丸めた姿勢を続けていることで、筋膜はその姿勢に合わせて形を変え、腰椎（脊椎の腰の部分）は丸まり、肩は怒り肩のように上がり、目の焦点を合わせようとしてあごを突き出すようになります。その結果、首と腰に慢性的な痛みを抱えることになるでしょう。

年をとったせいで、体がこわばったり、痛みを感じたり、動きが遅くなったりするわけではありません。こうしたことは、体が求めている動きをしない生活を続けた結果なのです。また、普段から積極的に体を動かしているのに、こわばりや痛みを感じるという人は、ストレッチを怠っていると考えられます。筋肉をつけることばかりに気を取られていて、筋膜の柔軟性のことを忘れてしまっているのです。

２週間活性化プログラムでは、ストレッチなど、筋膜に効果のある運動を行います。普段から、呼吸法、ストレッチ、ヨガなどの方法で、緊張を取り除くようにすることで、心も体もすっかり変化したように感じるでしょう。体が柔軟になれば､心も柔軟になります。

ストレッチで若々しくスリムになる

- 筋肉の緊張が取り除かれるので、腰痛、首のこり、頭痛などが軽減されます。
- 柔軟性が高まります。体の中で、使いすぎている部分や、ほとんど使っていない部分の緊張をゆるめます。
- ねんざ、腱炎、筋肉のけいれんなど、ケガが少なくなります。
- ケガからの回復が早くなります。
- 体に対する意識が高まります。
- 心も体もリラックスできます。
- スポーツなど、技術を要する動きが向上します。
- 神経系の機能が向上することで、不安、うつ病、ブレイン・フォグ、記憶障害などの症状が軽減されます。

●循環器系が改善されることで、心臓や循環器系が健康になります。

まちがい健康神話

「運動をするなら、ジムに通うのが一番いい」

「体を動かしましょう」と言うと、たいていの患者は「運動しましょう」と言われたように思います。しかし私が言いたいのは、ただ「体を動かすこと」なのです。人間は、新鮮な水を飲んだり、汚染されていない食物を食べることと同じように、体を動かしたいと思うものです。そして体を動かさないでいると、いろいろな点で不具合が生じます。

チャレンジするのが好きな人だったら、ジムに通ってみることをおすすめします。2週間活性化プログラムに取り組んで、砂糖やカフェインなどさまざまなストレス因子を断つのが苦しいと感じたら、筋膜リリースやヨガだけではなく、筋力トレーニングや、体幹トレーニング、エアロビクス、ストレッチをやってみるといいでしょう。

運動で、若々しくスリムになる

重要なのは、**一日最低30分間、自分の好きな方法で体を動かす方法を見つける**ことです。太アイシャのように、体を動かすのは苦手だという人でも、試しにやってみてください。

りたくない、老け込みたくないというなら、体を動かすのが最善の方法なのです。

老化を防ぐ体の動かし方

- ●ボクシング
- ●エアロバイク
- ●アフリカンダンス、バレエ、社交ダンス、ジャズダンス、モダンダンス、サルサ、スイング、タンゴ、タップダンスなどダンス全般
- ●合気道、柔道、柔術などの武道
- ●バスケットボール、ハンドボール、サッカー、ソフトボール、テニス、スカッシュなどのスポーツ
- ●水泳
- ●速めのウォーキング
- ●太極拳
- ●ヨガ

「セクササイズ」を楽しみましょう！

信じられないかもしれませんが、セックスは最高のエクササイズの一つです。定期的にセックスをしていると、気持ちが若々しくなり、スリムな体型を維持できます。一度のセックスにつき、85〜100カロリーが消費されますが、これはトレッドミルを使った適度な運動に相当する消費量です。定期的にセックスをすれば、テストステロンやエストロゲンなどのホルモンの分泌が促進され、見た目も若々しく、元気になります。

特にオーガズムに達することで、ストレスは大幅に解消されます。絶頂を迎えるときには、「愛情ホルモン」と呼ばれるオキシトシンが大量に分泌されることで、ストレスが緩和されるのです。またオーガズムは、老化防止にも役立ちます。

パートナーとの関係も深まり、日常生活のさまざまな面で自信がついてきます。パートナーとのセックスには適いませんが、マスターベーションも同じ効果があります。

2週間活性化プログラムの利点の一つとして、体の調子がよくなるため、セックスを楽しむ能力を取り戻せるということが挙げられます。

まちがい健康神話

「運動は体のためにするものだ」

運動は体にとってだけでなく、実は脳にとってもよいことなのです。酸素を取り込み、血流が改善するので、認知機能が最高の状態に保たれます。中程度のうつ病などには、運動をするのが効果的だという研究結果もあります。筋肉と脂肪の比率が最適の状態に保たれるので、健康的な体重を維持するのには運動は欠かせません。

しばらく経って、アイシャはタンゴのクラスに出てみたのですが、それが大きな転機になりました。アイシャは、タンゴの官能的でドラマチックな動きが気に入ったようです。それはまた、今までにない方法で自分の体と向き合うことにもなりました。

『体を動かす』のまとめ

簡単なことから始める。一日5分間、週5日、体を一生懸命動かしましょう。次の週はさらに5分増やし、最終的には一日30分は体を動かすようにすることです。

1-6　ストレスを取り除く

キャリーの場合（女性　50代半ば　建築家、主婦）

最近まで、キャリーの生活は、建築家としての自身の仕事と、夫と、３人の子どもを中心に回っていました。忙しいながらも、常に満足していたそうです。

ところが、次から次へと苦難に見舞われることになります。まず、20年も連れ添った夫がほかの女性と関係を持ち、彼女の元を去りました。次に、一番下の子に学習障害があることがわかりました。さらに同じ頃、母親がアルツハイマー病を発症しました。キャリーには兄弟が２人いましたが、遠くに住んでいるので、主に彼女が母親の世話をしなければならなくなりました。

キャリーはいつも疲れ切っていて、更年期障害も以前は比較的軽かったのが突然悪化して、のぼせや不眠症に苦しめられるようになったそうです。肌には吹き出ものができ、あっという間に6キロも太りました。さらに悪いことに医師からうつ病と診断され、プロザックの服用をすすめられました。キャリーはこのまま薬を飲み続ける生活は嫌だと考え、自然な方法での問題解決を求めて、私のところにやって来たのです。

ダスティンの場合（男性　35歳　投資関連の仕事）

会社でリストラが行われ、その対象にならないよう、一日18時間も働きましたが、ＩＢＳ（過敏性腸症候群）や睡眠障害になり、体重が４キロも増え、いろいろなことに集中できなくなりました。

サーシャの場合（男性　43歳　広報スペシャリスト）

クライアントからの厳しい要求に追われる中、偏頭痛や膨満感に悩まされ、夜中に目が覚めてしまうようになりました。

ネルの場合（女性　23歳）

人間関係がうまくいかず、新しい仕事に就いたことと相まって、半年で10キロも太っただけでなく、風邪のような症状が一年中治まらず、頻繁に不安に襲われます。

４人の、これらの症状はすべてストレスが原因です。**感情的なストレス因子は、患者の健康状態に重大な影響を及ぼします。**つまり、キャリーの疲労感、のぼせ、うつ病、ダスティンのＩＢＳ、不眠症、ブレイン・フォグ、サーシャの偏頭痛と消化不良、ネルの風邪とパニック発作、そして4人に共通する体重の増加です。

4人を詳しく診断してみたところ、感情的なストレス因子のほかにも、**慢性的に身体的ストレスを受ける状態にもあったことがわかりました。**運動不足や、過剰な労働、ジム通いなどです。

身体的なストレス因子は体に炎症を引き起こします。やがて初期症状が現れ、次に障害が起こります。何カ月、何年にもわたる身体的なストレスと炎症が原因となって体の機能が障害を起こすのです。

身体的、精神的、感情的なストレスが原因となる症状

短期的な症状

●全般的：疲労、体重の増加や減少、睡眠障害、抜け毛

●消化器系：ガスの発生、膨満感、消化不良、便秘、軟便

●ホルモン：PMS（月経前症候群）、月経の問題、閉経周辺期及び閉経期の問題、性機能障害

●免疫系：風邪が治りにくい、軽い疾患

●皮膚：ニキビなどの皮膚発疹
●神経系：ブレイン・フォグ、不安感、気分の落ち込み、記憶障害、ど忘れ

長期的な症状

●橋本甲状腺炎、慢性関節リウマチ、狼瘡、多発性硬化症などの自己免疫疾患
●うつ病
●糖尿病
●心臓疾患
●過敏性腸症候群
●偏頭痛や緊張性頭痛

効果的なストレス対処法

●毎週2時間の「自分だけの時間」を作って、本当にしたいことをする。
●「電子機器の安息日」か、せめて「電子機器の日没時間」を決める。週に一度あるいは夜の時間だけでも、電子機器（テレビを含む）に一切触らないようにします。
●ある程度の制限を設ける。おもしろくない仕事、義務、活動のうち一つは、それを拒否

します。

- 運動する。
- 音楽を聴く。
- 呼吸法を実行する。
- 誘導ビジュアライゼーションを行う。
- 瞑想する。
- 太極拳やヨガなど「体を動かす瞑想」をする。
- 新しいコミュニティとの関係を築く。

その健康神話はまちがっている

まちがい健康神話 「ストレスは、主に心や感情に関係のある、精神的な問題である」

患者からストレスについて説明してもらうと、「上司がうるさい」とか「夫とうまくいっていない」、「借金がかさんで支払いが大変」など、たいていは精神的なストレスについて挙げてくれます。確かにこれらも、体の健康に悪影響を及ぼすストレス因子ですが、**食習慣や睡眠、運動などの体へのストレスが、心にも影響することに気づいている人はあまり**

いません。甘いものやデンプン質を含む食物の食べすぎも、ストレスになり得ます。炭水化物不耐症の人は要注意です。

ストレスは肥満の原因になる

感情的なストレスは、大量のコルチゾールの分泌を促し、体に脂肪を蓄える原因となります。

まちがい健康神話
「ストレスはよくないものばかりだから、避けるようにするのがいい」

ここまでは、ストレスは健康に悪影響を及ぼすという話をしてきました。しかし、**中にはよいストレスもある**のだということも強調しておきたいと思います。

健康によくないストレスとは、慢性的なストレスです。一方、急性のストレスは、自分で対処できる程度のものであれば、体や心にとってよいものになります。たとえば、登山に挑戦するのは、途中は苦痛でも、それだけの価値があります。体を動かすことができるし、頂上まで登り切ったことで達成感と解放感とが得られます。翌朝目覚めたときには、筋肉は登山時の負荷と睡眠による回復のおかげですっかり強くなっていることでしょう。

このようにストレスに対処することで能力が高められることを、ホルミシス効果と呼ん

でいます。まったくストレスのない生活は、成長の機会が得られず、退屈きわまりないものになってしまいます。

では、慢性的なストレスは健康に悪影響を及ぼすのに、急性のストレスはやりがいのある課題になるのはなぜでしょうか。それには神経系の構造が大きく関係してきます。

2つの神経系がそれぞれの働きをする

ストレスへの対応について考えるとき、まず自律神経系の話をしなければなりません。自律神経とは、意識的にコントロールする必要がない、自動的なプロセスを制御する神経系のことです。

この自律神経には、交感神経系と副交感神経系の2つがあります。**交感神経系は、ストレス反応を制御する働きを持ちます。**たとえば、仕事の期限がとても短いときや、大きな岩を動かさなければならないときなど、普段はしないような努力が必要な場面では、**交感神経系は、アドレナリンなどのストレスホルモンの分泌を促します。**一方、**副交感神経系は、リラックス反応を制御します。**休息して、食物を消化するときの助けになる**ホルモンを分泌**するほか、性的な反応や、睡眠による回復も副交感神経系の働きによるものです。

このようにホルモンのバランスがとれていれば、ストレス反応は健全な反応となります。

短期間の、急性のストレスを受けたとしても、その後の休息によってバランスをとれば、健康的な状態が保たれるわけです。

2つの自律神経系をどちらも働かせれば、ストレス反応とリラックス反応のバランスを保ち、若々しくスリムでいることができます。そうすることで、ストレスに打ち負かされず、ストレスによって成長できるようになります。

まちがい健康神話　「ストレスは対処するのが非常に難しい。できるのは運がいい人か『悟っている人』だけだ」

普段の生活でストレスを感じている人は多いと思います。ストレスに対処するのは難しいと言われるのも無理のないことです。けれども、ストレス解消の方法はいろいろあります。うまくいかないときには、別の方法を試せばいいのです。

見方を変え、焦点をそらし、感謝することは、ストレスを「受け入れる」場合に役に立つテクニックです。たとえば車の運転中に割り込みにあって怒りを感じたら、こんなふうに受け入れてみましょう。

●**見方を変える**：この人が急いでいるのは、ケガをした息子を病院に連れていこうとしているのかもしれないと考えてみましょう。怒りが収まり、相手に同情できるようになります。

●**焦点をそらす**：突然割り込んできた車に衝突しなかったのは、自分の運転がうまかったからだと考えます。相手に対する怒りから焦点をそらし、ポジティブに考えるようにします。

●**感謝する**：自分が無事だったことや、反射神経と視力のよさに感謝します。そして、こんな危ない体験をしても元気でいられることを喜びましょう。

ストレス解消法はいくらでもある

●断る方法を身に付ける：私は、午後9時をすぎたら、メールに返信しないことに決めています。

●ものごとに優先順位を付ける：たくさんの雑事や、電話、メールに追われていると、何が一番重要なことかわからなくなってきます。そこで、自分にとって有益だと思えることに、もっと時間を割くようにします。

●自分のストレスにならない人に囲まれるようにする：気に障る人を周囲から減ら

すことで、ストレスの少ない人生を送れるようになります。
- 自分に「義務」を押し付けない：そうすべきだと自分で思うことは、大きなストレスになります。できる限り、すべきことではなく、したいことをするようにしましょう。
- 自分が持っているもの、感謝していることに集中する。
- 人生はこれからもっとよくなると信じる。あるいは、人生が悪くなることはないと思う。

ストレス解消法

①音楽を聴いてストレス解消

音楽には、ストレスホルモンの分泌を抑える、消化を促す、筋肉の緊張をほぐす、血圧を下げる、脳波がゆっくりになる、性欲が高まるなどの効果があります。つまり、音楽によって副交感神経系が活性化するのです。また、音楽はエンドルフィンの分泌を促すので、深い幸福感が得られます。

いつ、どんな音楽を聴けば、元気が出たり、気持ちが落ち着いたりするのか、自分で確かめてみるといいでしょう。

②呼吸法でストレス解消

浅くて速い呼吸をしてみましょう。どんな気分になりましたか。その後、深くゆっくり呼吸をしてみると、どんな変化が起きましたか。息を吸ったり吐いたりするうちに、そのリズムに身を任せられるようになります。

どこでもすぐにできる呼吸法を紹介しましょう。

腹式呼吸

❶誰にも邪魔をされない静かな場所に行く。
❷横になったり、座ったりして、リラックスできる姿勢をとる。
❸両手をお腹に当てる。
❹口を軽く閉じ、舌を上あごにつけて、鼻で呼吸をする。鼻が詰まっているときは、口で呼吸してもかまいません。
❺深く息を吸い込んで、腹部にためるようにする。そのとき、横隔膜が下がり、風船のように腹部が広がっていくのを意識しましょう。
❻息を吸い終わるときには、呼吸を止めず、そのままゆっくり息を吐く。すると、ひと

りでに腹部が引っ込んでいきます。

❼ 肺の中の空気を全部吐き出すつもりで、息を吐く。リラックスしてくると、息を吐くときには、吸うときの2倍くらいの時間がかかるようになります。

❽ 呼吸を繰り返しながら、息を吸うと腹部が広がり、吐くと引っ込むことを常に意識してください。

緊張をほぐす呼吸法

❶ リラックスできる姿勢になる。
❷ 腹式呼吸を10回する。
❸ 次に息を吸うときに、首や腰など、自分の体の緊張している場所や痛む場所に息が入っていくように想像する。
❹ 息を吐くときに、その緊張も一緒に鼻から吐き出してやる。
❺ この呼吸法を、痛みや緊張が和らぐまで続ける。

どちらの呼吸法も副交感神経系を活性化させるので、すぐにストレスが和らぎます。頭をすっきりさせたり、食欲を取り戻したりするのに役立つでしょう。減量にも効果がありますよ！

③誘導ビジュアライゼーションでストレス解消

私たちの精神は、とてつもなく大きな力を秘めています。過去に起こった出来事への不快感や、将来に対する不安にとらわれているときには、精神の力はネガティブに働き、悲しくなったりストレスを感じたりします。一方、穏やかな気持ちで現在に集中しているときには、精神の力はポジティブに働き、ストレスが和らいでリラックスしてきます。

キャリーは、精神には大きな力があるから、ポジティブに働くようにトレーニングするとよいという考え方を気に入っていました。精神の力を体験するために、次のようなトレーニングをしてみましょう。

❶ 静かで快適な場所に座り、タイマーを2分後にセットする。

❷ 過去のことでも、未来のことでもいいので、不快な状況を想像する。

❸ タイマーが鳴ったら、そのときの体の感覚を意識する。筋肉が緊張していたり、胃に不快感があったりしていませんか？　次に、どんな気分かを自問してください。楽しいか、悲しいか、それとも不安でしょうか？

❹ ちょっと時間をとって、体と心の状態は精神が作り出したものだということを実感する。その後、またタイマーを2分後にセットする。

❺ 今度は、セックスの場面を想像してみる。誰か魅力的だと思う人のことを考えて、セックスを楽しんでみてください。相手は、記憶に頼っても、まったくの空想でもかまいません。

❻ タイマーが鳴ったら、そのときの体の感覚を意識する。体の状態をできるだけ細かく意識してください。その後で、感情についても意識してみてください。

❼ またちょっと時間をとって、体と心の状態は精神が作り出したものだということを実感する。その後、またタイマーを2分後にセットする。

❽ 今度は、自分がすっかり満足して、安心しきっている状況を想像してみる。実際の場所でも、想像の世界でもかまいません。

❾ タイマーが鳴ったら、そのときの体の感覚と感情を意識してみる。動揺した気持ち、セクシーな気分、幸福感という3つの感情は、自分の精神の働きだけで作り出したのだと気がつくでしょう。そして、精神の働きによって、体にも大きな影響が及ぶということがわかったでしょう。

今度は、不快なメールを受け取ったり、締め切りに追われていたり、気分の悪い会話をしたりなど、もっと気持ちが揺れ動くようなときのためのトレーニングをしてみます。

④ 瞑想をしてストレス解消

瞑想は、何かを考えたり、記憶したり、判断したり、反応したりするのではなく、心を鎮めて、ただありのままの自分でいるというテクニックです。瞑想を行うことで、ストレスが大いに軽減されて、気分が一新され、リラックスできるでしょう。瞑想を習慣にすることで、心がより穏やかになり、受け入れる気持ちが強くなります。

私はキャリーに、ぜひ瞑想をやってもらいたいと思いました。もはや話し合いやアドバイスでは効果が得られないところまで来ている、キャリーの悲しみや苦難が軽減されるだろうと思ったからです。一日20分、座って自分の呼吸に集中するだけでも、非常に有益なことです。

体を動かす瞑想、ヨガと太極拳

ヨガは、心と体を一つにすることを目指す方法として、インドで考え出されました。また太極拳も、心と体の一体感を深めることを目的とする中国武術の一つです。ヨガも太極拳も、集中力を必要とするので、「体を動かす瞑想」とよく言われます。そしていずれも、ストレスを緩和し、心を穏やかにする方法として、非常に優れたものだと思います。

何よりすばらしいのは、「上手に」するとか、「正しく」するとかいうことを問題にしない点です。とにかく体を動かせば、それがそのまま、心と体との新しい関係の始まりを体験することになります。

ストレスのかかる状況でもストレス解消をする

キャリーは、2週間活性化プログラムを「信じてやってみて」、やっと自分にぴったり合った方法が見つかったそうです。それは、毎朝10分、職場の近くにあるカフェの日の当たる席にだまって座って、ゆっくりと緑茶をすすりながら腹式呼吸をすること、週2回、太極拳のクラスに通うこと、そして、毎晩10分、ヨガのポーズをすることでした。

最後に会ったときにキャリーは、離婚は本当に悲しかったと打ち明けてくれました。そして、母親の記憶がどんどん失われていくのを目にするのは「耐え難い苦痛」だし、子どもの学校のせいで、いつもイライラしたり、落ち込んだりしているとも言いました。それでもキャリーは、以前とは見違えるほどに自信たっぷりに見えました。「今でも大変なことに変わりはありません。でも、以前は溺れそうになっていましたが、今は陸まで泳ぎきれると思えます」

『ストレスを取り除く』のまとめ

①　呼吸法をどちらでもいいから練習する。

②　リストラティブ・ヨガのポーズを一つ練習する（226ページ参照）。

③　自分へのごほうびとして、2時間たっぷり好きなことをする。散歩でも、音楽鑑賞でも、スパでも、なんでもいいのです。

1-7 睡眠時間を確保する

パドマの場合（女性　50代半ば　大学教授）

大学教授という仕事にふさわしく、静かで威厳を持った女性です。そんなパドマですが、「閉経期になってから、夜眠れなくなりました。ベッドに入っても、必ず夜中に目が覚めてしまいます。汗をかいていたり、のぼせたようになったりもします。なんとかして眠るのですが、数時間後にはまた起きてしまいます。別の医者に診てもらったときには、年をとるとそういうこともありますよと言われましたが、釈然としません。眠れるように薬を処方してもらったんですが、頭がフラフラしてしまうので、飲みたくないんです。先生、もっといい方法はないでしょうか?」と、うったえてきました。

ジェロームの場合（男性　30代半ば　映画プロデューサー）

長時間の仕事、厳しい締め切りなど、普段からストレスを抱えていましたが、サンディエゴとパリで同時に仕事をすることになってから、さらに悪化しました。

「睡眠のリズムが完全におかしくなってしまいました。仕事をしていないときでさえ、午前2時か3時くらいまで、眠ることができません。そして夜明け頃には目が覚めます。10時間以上ぶっ続けで眠ることもあって、そんなときは、目が覚めると疲れています」

睡眠障害は、現代人が直面する重大な健康問題の一つであると私は考えています。**ブレイン・フォグやエネルギーの減退といった老化現象も、体重の増加も、睡眠の問題が原因かもしれません。**それなのに、睡眠不足が命取りになりかねないと気づいている人はほとんどいません。私の患者に聞いてみると、ほぼ全員が、睡眠障害はよくあることだと思い込んでいます。

よく眠れていますか?

- 朝目覚めたとき、元気いっぱいではなく、疲れている感じがする。
- 朝目覚めたとき、まだ数時間は寝られそうな気がする。
- 砂糖やカフェインなど、刺激になる飲食物をとらないと、日中を快適に過ごせるだけのエネルギーが湧いてこない。
- 朝目覚めたとき、コーヒーなどカフェインの入った飲食物をとりたい。
- 日中、カフェインの入った飲食物をとらないと、眠気に襲われる。

●日中、長時間の昼寝をしたい。
●夜寝るときに、自然な疲労感ではなく、「神経が高ぶった」感じがする。
●睡眠薬がないと眠れない。
●眠れるだろうかと思いながら、寝床に就くことがよくある。
●よく夜中に目が覚める。

この中に一つでも当てはまるものがあった人は、睡眠の質を改善することで、健康状態も大きく改善されます。

体の機能を最高の状態にキープしておくためには、次のように睡眠をとれていなければなりません。

●毎晩の寝付きも、毎朝の寝覚めもよい。朝起きるときには、目覚まし時計を使わずに、自分の自然なリズムで目覚める。
●夜中に目覚めることがない。または、トイレに行くなどの理由で目覚めることがあっても、またすぐに眠れる。

● 朝はすっきりと目覚め、元気にあふれ、リラックスしている。
● 体の中に穏やかなエネルギーが満ちていて、砂糖やカフェインなどの助けを借りなくとも、最高の状態で一日を過ごせる。

そんなことはとうてい無理だと思うでしょうか。しかし、元気いっぱいでスリムになるためには、十分な睡眠と休息が不可欠なのです。
ここまで本書を読んできた人なら、ぐっすり眠るための準備は整っています。

睡眠不足はこんなに危険

● 記憶障害を招く。
● 頭がぼんやりする。
● 気分の落ち込み。イライラする、絶望感に陥る、不安にかられる、憂うつになるなど。
● 体や心にかかるストレスが大きくなる。
● 体や心のストレスへの抵抗力が落ちる。
● 免疫機能が低下する。
● 体重が増えやすくなり、減らすのが難しくなる。

- 炎症が起きやすくなり、慢性病にかかりやすくなる。
- 寿命が短くなる。
- 死亡リスクが高くなる。

睡眠不足は、医師にも責任があります。医師自身が睡眠不足の状態でいるのに、患者に対して睡眠をとるようにすすめることなどできはしません。その代わりに、刺激薬や、睡眠補助薬、場合によっては、抗うつ剤を処方しています。

とにかく睡眠は、日中のストレスを解消するために重要です。食事に気を付けていても、十分な運動をしていても、睡眠が足りなければストレスを解消することはできず、老化を早めることになります。

その健康神話はまちがっている

まちがい健康神話　**「睡眠はそれほど重要ではない」**

睡眠中には、ＨＧＨ（ヒト成長ホルモン）が分泌されます。成長期のＨＧＨは、筋肉の成長を促し、代謝を整えるなどの働きをします。また、ＨＧＨには老化防止の効果があります。

眠っている間には、HGHの分泌のほかにも、さまざまなことが体の中で起こっています。

- 筋肉を修復する。
- 脳の化学成分のバランスを整える。
- 毒性のある老廃物を脳から取り除く。
- 免疫機能を助ける。
- 性ホルモンをはじめ、ホルモンのバランスを整える。
- 痛みが和らぐ。睡眠が足りないと、痛みを感じやすくなります。
- 記憶力が高まる。物忘れをするようになったと感じたら、睡眠不足を疑ってみましょう。

体を回復させる昼夜のバランス

昼	夜
●交感神経系	●副交感神経系
●ストレス	●リラックス
●活動	●休息
●筋肉の損傷	●筋肉の修復
●ホルモンの消耗	●ホルモンの回復

●毒素の蓄積	●毒素の除去
●脳内化学物質の枯渇	●脳内化学物質の補充

睡眠不足は脳が萎縮する原因になる

60歳以上の人のあいだで、睡眠と関連性のある脳の萎縮が顕著だという研究結果もあります。このことは、年齢が原因と考えられる脳機能障害は、睡眠不足によって引き起こされる場合もあることを示唆しています。さらに、睡眠不足とアルツハイマー病の早期発症との関連性についても、報告されています。

まちがい健康神話　「睡眠は体重とは関係ない」

パドマも、ジェロームも、夜眠れなくなってから、体重が増えてしまったと言っています。睡眠不足は、代謝やホルモンバランスを乱す原因になり、その結果、次のような傾向が強まります。

●コルチゾールが大量に分泌される。
●インスリン反応が乱れる。
●グルカゴンが十分に分泌されない。グルカゴンは体に蓄積された脂肪を燃焼させる命令を出すホルモンです。

●アディポネクチンが減少する。アディポネクチンは、インスリン受容体の感受性を高めるとともに、脂肪の分解も促します。

●レプチンが十分に分泌されない。レプチンは、満腹感をもたらすホルモンです。

●グレリンが過剰に分泌される。グレリンは空腹感を引き起こすホルモンです。

●ヒト成長ホルモンが十分に分泌されない。HGHには脂肪の代謝を促す働きがありますから、そのレベルが低ければ、体重が増えることになります。「若さの泉」とも呼ばれるHGHが作られるのは、眠りが最も深いときなので、十分な睡眠がとれないと、HGHレベルは低下します。

●※腸管壁浸漏《ちょうかんへきしんろう》を引き起こす。腸壁は眠っているあいだに修復されます。

●体内時計が乱れる。マンチェスター大学の研究によると、睡眠が不規則になって体内時計が乱れることで炎症が起こり、体重が増える原因になることが明らかにされています。

※腸管壁浸漏とは、腸の粘膜に穴が空き、異物が血中に漏れだす状態を指す。

睡眠不足は、老化や肥満の原因になることがあります。
ぐっすり眠ることで、体にエネルギーがみなぎり、健康的な体重を維持できます。

まちがい健康神話

「普段は睡眠が足りなくとも、週末に寝だめすればいい」

寝だめが可能だと思っている人が多くいますが、残念ながら、人間の体はそのようにはできていません。そこで、バランスの話に加えて、リズムの話もしようと思います。

人間の体にとってもっとも重要なリズムは睡眠です。睡眠は本来、自然のリズムに結び付いたものです。周囲が暗くなっているのに眠らないでいると、老化や肥満の原因となります。

メラトニンというホルモンは、眠気を催し、深い睡眠をもたらす、とても重要な働きを持っています。メラトニンは、目にまったく光が入ってこないときに生成されます。**十分な睡眠をとるには寝室を真っ暗にする**（それが難しいときには、アイマスクをする）のがいいとされるのはこのためです。また、どんなに少ない光であっても、メラトニンの生成に乱れが生じます。夜になったら電子機器を使わない方がいいと言われる理由はここにあります。深夜にテレビを見続けていたりすれば、メラトニンは十分に生成されません。

日の出と日没とに、体のリズムを合わせることが重要なのです。

老化は、体のあらゆる部分が酸化する、つまり「さびる」ことによって起こります。**メラトニンには、抗酸化作用がある**だけではなく、ほかの抗酸化物質の働きを高める作用があります。しかし、コンピューターのディスプレイなどから放射されるブルーライトを夜間に浴びたり、薄明るい寝室で寝ていたりすると、メラトニンが十分に分泌されなくなるのです。

体内時計を大切にしましょう

夜、屋内でディスプレイに向かう生活をしていると、自然の光や闇を見ることがなくなります。すると、体内時計が乱れ、体にさまざまな不具合が起こってきます。『環境健康ニュース（Environmental Health News）』に掲載された論文にはこのように書かれています。

「自然界では、光害によって、ふ化したばかりのウミガメが海に向かえなくなったり、オオカバマダラが移動ルートを見失ったりしている。また野外実験では、タイセイヨウサケの泳ぎが断続的になることや、フットボール場の照明に照らされた状態だとカエルは交尾をしなくなることが明らかになった。さらに、何百万羽の鳥が通信塔の明かりにぶつかって死んだり、信号に戸惑った渡り鳥がうまく飛べなくなったりしている」

このように、光によって動物が困惑することがあるなら、人間にも同じことが起こると考えるべきでしょう。

自然のリズムに従おう

- できる限り、毎晩同じ時間に寝て、毎朝同じ時間に起きるようにする。
- 睡眠が足りなかった日でも、できる限り、普段と同じ時間に寝起きするようにする。
- 「電子機器の日没」に従う。寝る前の2時間は電子機器に触らないようにしましょう。
- 携帯電話など、電子機器を寝室に持ち込まない。もしくは、携帯電話は機内モードに設定しておくこと。
- 寝室はできる限り真っ暗にする。少しでも光が入ると、メラトニンの生成が乱れる原因となります。真っ暗にできないときには、アイマスクをして寝ましょう。
- 昼は、太陽光を浴びるようにする。
- 特に夜は蛍光灯を使わない。体内時計が乱れる原因になります。
- 海外旅行などでタイムゾーンを越える場合、行った先でも、夜に寝て、昼は起きている生活をして、メラトニンが正常に生成されるようにする。時差があっても、できる限り、普段と同じ生活時間で行動しましょう。

まちがい健康神話

「睡眠薬は、よく眠るのに効果的だ」

ゾルピデムをはじめとする睡眠補助薬には副作用があるだけではなく、麻薬性鎮静剤、抗不安薬、鎮静剤と併用すると、危険な場合があります。また、服用したらアルコール飲料を飲んではいけません。

本書の執筆中、ベンゾジアゼピンという薬がアルツハイマー病などの認知症の発症リスクを大幅に高めるという研究結果が発表されました。

睡眠薬には副作用がある

- 習慣性や依存性
- 興奮
- 夢遊症状
- 日中や運転中の眠気
- めまい
- 幻覚
- うつ病の悪化
- アルツハイマー病

まちがい健康神話「昼にしたことが、夜の睡眠に影響することはない」

夜の睡眠に影響すること

- カフェイン
- 砂糖
- ストレス
- 体をあまり動かさない
- 人工の光ばかりに当たり、太陽光を十分に浴びていない
- 夕方以降、電子機器の光や蛍光灯に当たっている
- 夕方以降、ワインなどを飲んでいる

ここに挙げたものは、寝付きのよさと、眠りの深さの両方に影響を及ぼします。睡眠の問題を抱えている人は、このような睡眠を妨げる要因を取り除くといいでしょう。

カフェインと睡眠の関係

カフェインは、特に睡眠に影響を及ぼします。また、カフェインをとってから数時間は、体の機能にも変化が起こります。カフェインは肝臓で代謝されますが、そ

の速さは人によって違います。しかし肝臓は、カフェインだけではなく、薬、アルコール、環境有害物質なども処理しなければなりません。肝臓への負担が大きくなれば、当然、カフェインを代謝する能力が低下します。

カフェインは、心拍数を上げ、副腎にストレスをかけ、コルチゾールのレベルを上昇させるため、睡眠に重大な影響を及ぼします。朝一杯のコーヒーだけでも、睡眠のサイクル全体を乱すのに十分な量なのです。

カフェインが体によいか悪いかについては、さまざまな研究成果が発表されています。個人差はあるでしょうが、完全にカフェインを断ってみるまでは、睡眠や、活力、気分などに現れる、その微妙な違いはなかなか実感できないと思います。

それはカフェインが原因かも

- 寝付きが悪くなったり、夜中に目が覚めたりする。
- 朝起きたとき、ぐったりしていて、十分休めていない気がする。
- 不安に襲われることがよくある。
- イライラすることがよくある。
- うたた寝しないとエネルギーが回復しない。

●カフェインや砂糖などの刺激剤がないとエネルギーが回復しない。
●カフェインをとっていないときには、かっとなりやすい。
●カフェインを断つのは不安だ。

この中にもし当てはまるものがあったら、試しに4週間カフェインを断ってみて、睡眠や昼間の活力にどんな違いが現れるかを確かめてみましょう（168ページにカフェインを断つためのヒントを紹介しています）。

ストレスと睡眠の関係

ストレスが体に重大な影響を及ぼすという話は、これまでに何度もしてきました。もちろん、睡眠にもです。睡眠障害で悩んでいる人の中には、夜遅くまで、ディスプレイの光に当たっている場合があるでしょう。職場でのストレスも原因となるかもしれません。私の場合は、仕事でストレスを感じると、逆に目覚めが早くなってしまいます。このようなときのために、効果的なストレス解消法（1-6参照）を見つけましょう。

「寝酒」に効果はあるか

アルコール類を飲むと眠くなります。しかし、アルコール分が分解されるにつれて、目が覚めたり、眠りが浅くなったりするので、睡眠不足の原因になります。お酒を飲んでもかまいませんが、眠るためにお酒を飲むのは絶対にやめてください。睡眠の問題を抱えている場合には、アルコール類が原因になっている可能性もあります。

寝る前のおやつは禁物

遅くとも寝る前の3時間は、何も食べないようにしましょう。眠っている間の消化プロセスが乱れてしまいます。どうしても何かを食べなければならないときでも、次のものは避けてください。

- 甘いものやデンプン質の食物。果物、パン、クラッカー、プレッツェル、芋類など。
- シリアル、チョコレート。

それから、夜中にトイレで目が覚めることがないように、寝る2、3時間前からは飲み物も控えましょう。

どれくらい眠れば十分なのか？

患者からよくこんな質問をされますが、私はいつも「その人による」と答えています。個人差や環境の違いはありますが、さまざまな研究の結果から、7時間から9時間の睡眠が必要だとされています。

気を付けてほしいのですが、これだけ眠れば「なんとかやっていける」という時間と、体に必要な睡眠時間とは必ずしも同じではありません。重要なのは、自分の体が発している声に耳を傾けることです。そして、体のリズムに従うことで、体が最適の状態で機能するためにはどれだけの睡眠が必要なのかがわかってくると思います。

睡眠とホルモンの関係

睡眠の問題を抱えているときには、ホルモンに問題が起こっている可能性があります。更年期の女性は、ホルモンのバランスが不安定なため、睡眠の問題が起こりやすくなります。また、年をとって、テストステロンのレベルが低下すると、やはり睡眠障害の原因となります。睡眠時間が短くなると、さらにホルモンのバランスが乱れ、悪循環に陥ってしまいます。

よく眠れないときには

●**室温を下げる**：できれば20度以下に。涼しい部屋の暖かい寝床で眠るのが理想です。

●**マットレスをチェックする**：硬さがあって、体を支えてくれる、寝心地のよいものを選び、10年以上経っていたら交換しましょう。

●**温かい風呂につかる**：風呂に入ると体温が上がりますが、風呂を出た後でまた体温が下がるので、眠くなってきます。

●**五感をさえぎる**：寝室は、静かで真っ暗になるようにしましょう。

●**自然に眠気を感じるような生活パターンにする**：一日中、全力疾走を続けていて、その後で急に立ち止まるのは難しいでしょう。徐々にリラックスしていける方法を見つけましょう。

●**電磁場に注意する**：デジタル時計、スマートフォン、コンピューター、テレビなどの電化製品や電子機器は電磁場を発生させます。炎症を抑えてよい睡眠をもたらす、メラトニンやセロトニンの生成に電磁場が悪影響を及ぼすという研究がいくつも発表されています。

●**よく眠れないときには、思い切って起きてしまう**：45分経っても眠れなかったら、寝床を出て、読書をしたり、音楽を聴いたりして、リラックスしましょう。そして一時間後に、もう一度横になります。ベッドは眠る場所だという関連付けをすることが大切です。

どうしても昼寝をしたければ

乳幼児には2時間ほどの昼寝が必要です。しかし、大人が昼寝をするなら、遅くとも午後4時までにして、せいぜい20分か30分にとどめてください。そうしないと、睡眠のリズムがおかしくなって、夜眠れなくなります。

上手に眠れるようになろう

2人には、「眠れなくとも、クヨクヨしないように」と助言をしました。睡眠に対する考え方が睡眠そのものに影響を及ぼすことがよくあります。眠れないことを心配するだけで、睡眠の問題はさらに悪化します。睡眠不足をストレスに感じるのではなくて、その時間を生産的なことに使うようにしましょう。ぐっすり眠るには、なりゆきに任せた方がよいことも多いものです。2人ともこの助言に従い、眠れないときの対処法を考え出して、うまくやっているようです。

『睡眠時間を確保する』のまとめ

① 寝室を真っ暗にするか、アイマスクをして眠る。

② 眠る2時間前から電子機器には触らない。

③ 午後8時をすぎたら、カフェイン入り飲料やチョコレートは一切口にしない。

1-8 飲んでいる薬を見直す

レオの場合（男性　55歳　弁護士）

レオは、私のところにやってくるまでに、内科医、心臓専門医、リウマチ専門医、精神科医と渡り歩いてきました。彼は、定期健康診断でコレステロール値が高く、血圧もやや高めだと言われたのを境に、まさしく薬漬けの毎日になってしまいました。

「内科の先生は、コレステロール値を下げるのにリピトールを、血圧を下げるのにヒドロクロロチアジドを処方してくれました。ところが経過が思わしくなく、心臓専門医を紹介されました。そこではヒドロクロロチアジドの代わりにインデラルを処方されました」

「筋肉痛に悩まされるようになったのはそれからなんです。それで、内科の先生が紹介してくれたリウマチ専門医のところでセレブレックスをもらってきました。でも、効き目があったのは最初だけです。私はもともと睡眠障害があったのですが、痛みでよけいに眠れなくなりました。すると内科医はアンビエンをくれました」

「今、私は減量中なんですが、ダイエットの効果が出ないんです。好きな食べ物を我慢してもだめだし、それどころか、この1年で10キロも体重が増えてしまいました。おまけに疲れやすくなって、もうこれで人生はおしまいか、なんて思うようになったくらいです。そして、とうとう精神科医まで紹介されました。そこでプロザックを処方してもらったのですが、これもまた、少しも効き目がありません」

レオは努めて明るくふるまおうとしていましたが、落胆ぶりは明白です。

「先生、私の人生は55歳で終わってしまうのではないでしょうか」

レオが服用していた薬とその副作用※

薬	目的	副作用
リピトール	コレステロールの低下	錯乱、ブレイン・フォグ、記憶障害、筋肉の痛みや衰え、疲労感、空腹感
インデラル	血圧の低下	憂うつ、睡眠障害、疲労感、性欲の減退、性的不能
セレブレックス	筋肉痛の緩和	めまい、緊張、頭痛、鼻水、鼻づまり、体重の増加
アンビエン	睡眠補助薬	日中の眠気、錯乱、うつ病
プロザック	抑うつ	体重の増加

ここに挙げたのは悪い作用の一部にすぎません。薬への反応は人によって異なるので、これよりよくなる人も悪くなる人もいます。ただ私の医師としての経験から見て、レオの症状は珍しいものではありません。

（※注記：この「薬と副作用」の例は、アメリカの一患者のものです。薬には副作用があり得る、という参考として目を通してください）

50代に限らず、もっと若い人でも、私のところに来る患者はたいてい2種類以上の薬を飲んでいます。処方薬によって、体重の増加、ブレイン・フォグ、記憶障害、疲労感、関節痛、睡眠障害など、老化につきものの徴候が現れることはよくあります。

薬は必要不可欠なものではありません。食事、サプリメント、運動、ストレス解消、睡眠の改善などの方法には、薬を飲むよりも効果があるということが、多くの研究から明らかにされています。

こんなときは、薬を飲むより、まずは食事、運動、ストレス解消、ハーブ、サプリメントを試しましょう。

●やや血圧が高い（上の血圧が１４０～１６０の間）

●冠動脈疾患
●やや血糖値が高く、２型糖尿病の初期段階
●関節炎
●痛み
●ウイルス性上気道感染症
●風邪や副鼻腔炎
●偏頭痛や慢性頭痛の緩和や治療
●胸焼けや胃酸の逆流（胃食道逆流症（ＧＥＲＤ））
●過敏性腸症候群
●ニキビ、乾癬、湿疹などの肌荒れ
●軽度または中度のうつ病
●軽度または中度の不安神経症
●自己免疫疾患

もちろん処方薬によって、命が助かることもあります。多くの重篤な症状の患者が薬で救われた例も少なくありません。しかし、それは患者の症状に合わせて適切な薬が処方さ

れた場合のことです。**薬物治療は、問題を解決するよりも、悪化させている場合が多いのも事実**です。これは、医師が根本的な原因に対処するのではなく、症状を重視しているためだと考えられます。

とはいえ、薬のことは自分で判断せず、まずは医師に相談しましょう！

すでに処方されている薬は、必ず用量を守って服用してください。服用をやめたい場合には、必ず医師に相談してからにしてください。処方薬は飲み続けることで効果が出るものが多いため、自己判断で飲む量を変えたり、飲むのをやめたりすると、痛みが出るなどの危険な影響が現れます。処方薬でも市販の薬でも、薬の服用に関することは必ず医師に相談しましょう。

その健康神話はまちがっている

まちがい健康神話　**「正しく処方された薬や、すすめられた薬だから危険な副作用はない」**

誰でも、薬の「作用」と「副作用」を知りたがるものです。薬を飲んでいて望まない作用が現れたとき、それを「副作用」と呼びます。しかし、体にはそんな区別はできません。

ただ薬に対して反応しているだけなのですから！
多くの処方薬には危険な副作用があります。次のような薬には注意が必要です。

注意すべき薬
●糖尿病の薬
●PPI（プロトンポンプ阻害薬）
●血圧の薬
●抗うつ薬
●スタチン

①糖尿病の薬

血糖値が高い人や、2型糖尿病の人は、グルコトロール、ミクロナーゼ、トリナーゼなどの薬を処方されたことがあると思います。しかしこれらの薬は、血糖値が危険なほど高いという人に対して効果があるもので、糖尿病の予防や治療には、ほとんど効き目がありません。また弊害も多いため、使用は短期間に限られています。それならば、「副作用」などない健康的な食事をした方がずっといいでしょう。

②プロトンポンプ阻害薬

胃酸の逆流で悩んでいる人には、ネキシウム、プリロセックなどのＰＰＩ（プロトンポンプ阻害薬）がよく処方されます。胃酸が食道にまで逆流すると、いわゆる胸焼けの原因になります。ＰＰＩは、胃酸の分泌を抑えることで一時的に逆流を緩和する薬です。しかし、その逆流は胃酸の分泌量が多すぎるからではなく、少なすぎるから発生する症状なのです。腸内フローラの乱れやストレス、栄養分の少ない食事などが原因で胃酸の量が減ってくると、食べたものが十分に消化されなくなります。すると、未消化の食物が胃の中にたまり、それが胃酸と一緒に食道に逆流することがあります。ですから、ＰＰＩによって胃酸の分泌が抑えられると、胃酸の逆流よりももっと重大な問題が覆い隠されてしまうのです。

またＰＰＩは腸内フローラに影響を及ぼし、栄養が吸収されにくくなる原因となることがあります。どんなに健康的な食事をとったとしても、カルシウム、マグネシウム、鉄分、ビタミンB12などを摂取できず、栄養失調の状態になるかもしれません。

③血圧の薬

血圧の薬によって、血圧の値が変わることがあります。ただ、上の血圧が常に１６０以上という非常に高い人でない限り、この薬を飲んでも心臓病や脳卒中のリスクは減少しません。

食事、サプリメント、運動、ストレスの解消によって血圧を下げれば、発症リスクは減るでしょう。

薬物治療で血圧を下げても、発症リスクは減らないのです。

④ 抗うつ薬

うつ病は、身体的な要因と心理的な要因の両方に関わってくるため、対処には注意が必要です。しかし一番の問題は、抗うつ薬は薬とは言えないほど、ほとんど役に立っていないという点です。

- 軽度のうつ病だったら、抗うつ薬は気休めにすぎません。
- 中度のうつ病だったら、抗うつ薬は気休めよりは効果があります。しかしそれなら、運動をした方がはるかに利点があるでしょう。
- 重度のうつ病だったら、抗うつ薬の効果は10人に一人です。

また、抗うつ薬にもある程度の依存性があります。食事や生活習慣を変えないままで、薬の服用をやめると、服用前よりも症状が重くなることがあります。その結果、これから一生、さまざまな抗うつ薬を飲み続けることにもなりかねません。そして、レオの例からもわかるとおり、この薬の悪影響は大きな問題となります。

まちがい健康神話　「正しく処方された薬やすすめられた薬だから肥満の原因にはならない」

実は、薬を飲んだために肥満になることはよくあります。薬によって、さまざまな理由で体に脂肪が蓄積されるためです。

なぜ薬が肥満の原因になるのか

- 脂肪を代謝する肝臓に負担がかかるため。
- 腸に負担がかかるため。
- 腸内フローラのバランスが崩れるため。
- 代謝が遅くなるため。
- 空腹感や満腹感をもたらすホルモンが乱れるため。
- 炎症を悪化させるため。

肥満の原因になる薬の種類

- 抗うつ薬
- 抗不安薬
- 抗精神病薬
- 抗ヒスタミン薬
- 血圧の薬
- 糖尿病の薬
- PPI（プロトンポンプ阻害薬）
- 抗生物質
- 経口避妊薬
- ステロイド

肥満の相談で私のところにやってくる患者の診断をすると、医師が処方したり、すすめたりした薬が原因だったということがよくあります。しかもほとんどの場合、薬には副作用があることの説明がされていません。

自分の体重が増え始めたときのことを思い出してみてください。何かの治療を受けたり、抗生物質を投与されたりしてはいなかったでしょうか？　新しい薬を飲み始めてはいませんか？　そんなときはまず、体重の増加は薬の副作用ではないかと医師に聞いてみてください。その後で、対応の仕方を決めましょう。医師からの指示を受けずに、薬の服用をやめることは絶対にしないでください。

まちがい健康神話「薬の飲み合わせは気にしなくていい」

レオの場合もそうですが、何かの薬を飲み始めると、次々と飲まなければならなくなることはよくあります。65歳以上の男性の44パーセント、女性の57パーセントは一度に5種類以上の薬を飲んでいると言われます。

しかし、これらの薬は、ほかの薬との飲み合わせが考慮されているわけではありません。ですから、かなりの人数に重大な影響が現れるまで、その危険性はわからないのです。皮肉なことですが、従来の医学を支持する人は、サプリメントについて、その効き目や安全性は証明されていないと言って批判します。それならば、複数の薬の飲み合わせについての検証は行われているのでしょうか？　私たちは、製薬会社の実験動物にされていると言っても過言ではありません。

心臓病の専門医がスタチンを、胃腸科の医師はＰＰＩを、耳鼻咽喉科では抗生物質を、精神科医は抗不安薬をそれぞれ処方することがあります。これらの薬は、症状の根本的な原因に作用するものではありません。さらに悪いことには、別々に処方された薬の相互作用によってどんな問題が引き起こされるか、まったく考えていないのです。私たちの体と症状と薬とは互いに関連し合う、一つのシステムを形成しています。ですから、薬物治療が最善の選択であるとしても、もっと幅広く状況をとらえるようにしなければなりません。

（注記：日本においては、病院で処方される薬に関しては飲み合わせの危険性が考慮されており、「お薬手帳」で各人の薬歴を明らかにして管理していく方向である）。

まちがい健康神話「病気になったら薬を飲むのが一番効き目がある」

薬は一つの代謝経路にしか作用しません。しかし病気にかかったときには、複数の代謝経路が関わってくるものです。そのため、同じ薬でも効く人と効かない人がいるのです。

科学者や製薬会社は、そのことをよく知っています。一人に効果が現れるまでに、何人が薬を飲まなければならないかを示す、「ＮＮＴ（治療必要数）」という語を使うことさえあります。もしある薬のＮＮＴが50だとすれば、一人に効果が現れるまでに、50人がこの薬を飲む必要があるということです。ということは、ほかの49人は、まったく効き目がないばかりか、悪影響が出るかもしれない薬に対してお金を支払っていることになります。

たとえば、製薬会社が１０００人を対象に5年間の調査を行った場合、その中で心臓発作を発症した人のうち、スタチンを服用しなかった人が24人、スタチンを服用していた人は16人いたとします。その差は８人、わずか０・８パーセントの違いにすぎません。しかし製薬会社は、心臓発作の発症率が33パーセントも低下したと言うことができるのです。数字自体は無意味であっても、スタチンに効果がありそうに思われてくるでしょう。

２００５年、スタンフォード大学の疫学者であるジョン・ロアニディスは、「なぜ公表された研究成果の大半は虚偽であるのか」と題した論文で、製薬会社が委託した調査研究のうち、３分の1近くはまったく公表されていないことを指摘しています。つまり、製薬会社は自分たちに都合のよい結果しか取り上げていないということです。そして、安全性や効能に疑問がある場合には公表されません。

私たちにできること

ここまで読んで、多くの人が、不安や、怒りや、恐怖を感じただろうと思います。私を含めた機能性医学の医師たちも同じ気持ちです。過剰医療は現代医療が生んだ恐ろしい問題ですが、心配はいりません。自分の体とそのシステム全体を健康に保つための方法はちゃんとあります。自分の健康は自分で管理していきましょう。
以下にそのためのヒントを紹介します。

医師に尋ねるべき10の質問

- この薬にはどんな効能があるのか？
- この薬は根本的な原因を治療するものか、それとも症状を和らげるものか？
- 薬を飲むことでどんな悪影響が出るか？　影響は大きいか、小さいか？　よく起こるものか、めったに起こらないものか？
- 薬に関する十分な研究が行われているか？　それは、私と同じ年齢、性別、症状の人に対する研究か？（年齢によって、薬の用量や薬に対する反応が異なるためです。その薬を長期にわたって服用することになる場合には特に注意しましょう）
- リスクを上回る効能があるか？
- この薬は予防用か、それとも治療用か？
- 薬の効能に関する証拠があるか？
- この薬のＮＮＴ（治療必要数）は何人か？（http://www.thennt.com で、薬品分類で調べてみてください）

●薬の代わりとして試すことができる自然な治療法はあるか？
●代わりになる自然な治療法がある場合、その方法を試してみて、3カ月後にもう一度検査してもらえるか？

解決策

本書で紹介している2週間活性化プログラムをやってみる。そして4週間後に医師に相談して、薬の見直しをしてもらう。薬を飲む必要がなくなるまで、3カ月ごとに薬の見直しをしてもらいましょう。

基本的には、かかりつけの医師を自分の側に引き込んで、健康について相談できる人になってもらうことを目標とします。それが、一生健康に暮らしていくうえで重要なことです。そして、自ら意思決定のプロセスに関われるようになりましょう。

薬を飲む代わりに

レオは、飲んでいた薬は症状を緩和するだけで、根本的な原因を治療するものではなかったとわかり、とても驚いていました。それらの薬を全部やめられるだけでなく、別の解決策があることを聞いて、安心したようです。

最初の2週間でレオの筋肉痛は改善し、気分が落ち着いただけでなく、よく眠れるようになりました。うつ病、不眠症、筋肉痛など、長い間苦しんでいた症状は解消され、健康な状態に戻りました。

そもそも、レオが受けていた薬物治療は不要だったということです。実際には、食事を見直して、運動するだけでよかったのです。

『飲んでいる薬を見直す』のまとめ

① 薬のことは必ず医師に相談する。勝手な判断で、薬の用量を変えたり、服用をストップするのはとても危険です。

② まず、2週間活性化プログラムをやってみましょう。その後、医師の再検査を受けて、薬の見直しをしてもらってください。

1-9　自分に合ったサプリメントを見つける

ベサニーの場合（女性　38歳）

ベサニーは、自分の健康に気を遣い、毎日ヨガをして、自炊していました。しかし、38歳とは思えないくらいに疲れ切って、風邪をひきやすく、夜は眠れず、イライラしやすいと言っていました。副腎が機能していないのではと思い、何かサプリメントをとっているか聞いてみました。すると「サプリメントは信用していないんです。だって、人間は食べ物から栄養をとるものでしょう?」とベサニー。「確かにそうです。でも、今の時代はそうはいかないんです。どんなに健康的な食事をしていても、体の健康を維持できるだけの栄養がとりにくくなってしまったのです」と私は言いました。

私の知る限り、十分な栄養をとって、体の機能を最適の状態にするには、食事のほかに、適切なサプリメントをとるのが一番なのです。

その健康神話はまちがっている

まちがい健康神話「必要な栄養は食事だけでとれる」

食事だけですべての栄養がとれるなら最高です。しかし、どんなに食事に気を遣ったとしても、残念ながら、今の時代は、サプリメントの助けを借りなければ、必要な栄養をすべてとることはできないのです。

しかし、なぜそんなことになってしまったのでしょうか？　それにはいくつかの理由があります。

●**土壌の栄養不足**：今の土壌は、リンや微量元素が少なくなってしまったため、食物に含まれる主要な栄養素も少なくなってしまいました。

●**毒素**：有機農法で栽培され、農薬や殺虫剤を一切使用していない食品というものもあります。しかし、この地球上の大気や、水、土壌は、さまざまな化学薬品や重金属などの毒素にさらされています。そのため、その影響を受けない食品は一つもないのです。

●**地元の食品ではない**：ほとんどの食品は、長距離を運ばれてきます。何日も何週間も経つあいだに、栄養が失われてしまいます。

●**輸送にかかる時間や貯蔵期間**：地元産の食品でも、買うまでに一日か二日は経っています。そして買った後でも、さらに一日以上は冷蔵庫にしまっておくでしょう。
●**調理や加熱**：熱を加えて調理すると、熱に弱い栄養素が失われます。

また、現代人は、昔の人よりも多くの栄養が必要なのです。それは、体にも心にもストレスのかかる生活が原因です。

昔の人よりも多くの栄養をとらなければならない理由

●身体的なストレス
●精神的なストレス
●感情的なストレス
●薬の飲みすぎ
●加工食品・外食
●高齢化：年をとるにつれて、体が栄養を吸収しにくくなります。昔の人よりも平均寿命は長くなりましたが、その分、多くの栄養が必要になりました。
●腸内フローラの多様性の喪失

このようなことから、ビタミン欠乏とまではいかなくとも、体の機能を最適な状態に保つのに必要なビタミンを摂取できていない可能性があります。ですから、年をとって、体の機能が衰えてくる前に、サプリメントによって栄養を補っておかなければなりません。

まちがい健康神話

「サプリメントは肝臓に負担をかけるから危険だ」

ベサニーが私のところに来る前の週、サプリメントの危険性に関する記事がある雑誌に掲載されていました。ベサニーはその記事を読んでいて、「サプリメントは肝臓によくないのではありませんか」と尋ねました。

私は、何十年もサプリメントを自分で飲んだり、患者にすすめたりしてきましたが、問題が起こったことは一度もありません。**基本的には、たいていのサプリメントは、適切な量を服用するなら問題ない**でしょう。

また、安価なサプリメントは、主要な成分や、錠剤や、粉末や、カプセルに加工するときに使う混ぜ物の質がよくないために、体の調子が悪くなることがあります。ですから、**サプリメントは信頼できる経路で入手する**ようにしてください。

どんなサプリメントをとればいいいか?

ドラッグストアでも、スーパーマーケットでも、たくさんの種類のサプリメントが売られています。また、健康に関する記事やブログには、減量などさまざまな効能を謳った、「奇跡のサプリメント」が次々に紹介されています。だからといって、このようなサプリメントを全部飲むわけにはいきません。そこで優先順位を付ける必要があります。

２週間活性化プログラムでは、サプリメントを飲む場合、腸内フローラのバランスを整え、肝機能を改善することに重点を置いています。飲む場合には、決められた用量を必ず守ってください。体によいものなら、たくさん飲めばもっとよいと考えている人は大勢いますが、余分な栄養素はそのまま排出されてしまいます。

4つの基本サプリメント

① **マルチビタミン**　メチルB-12（メチルコバラミン）とメチル葉酸塩を含むもの。

② **ビタミンD**　ビタミンD3を２０００～５０００ＩＵ含むもの。

③ **魚油**　ＥＰＡまたはＤＨＡを１～３グラム含むもの。

④ **プロバイオティクス**　１００～５００億の生きた善玉菌を含むもの。粉末、錠剤、カプセルがある。

①なぜ「メチル化した」葉酸やビタミンB-12が必要なのか

メチル化のプロセスは、細胞内で毎秒何十億回も行われています。このメチル化が適切に行われていないと、次のような事柄に影響があります。

- 解毒作用
- 炎症の抑制
- 免疫機能
- 気分の安定
- エネルギーの創出
- DNAの維持

これらを適切に行うためにマルチビタミンが不可欠なのです。

マルチビタミンの選び方

- 腸で溶けてすぐに吸収されるカプセルのものを選ぶ。錠剤は消化されにくいので注意。
- 糖類やラクトース（牛乳由来）、着色料、天然のものではない物質が含まれているものは避ける。
- 薬を服用中の人は、マルチビタミンに含まれている成分を医師に見せて、飲み合わせに関する助言をもらうこと。

●アメリカではサプリメントに関する規制がほとんどないので、購入するときには評判のよい会社のものを選ぶ。

（注記：日本もほぼ同様です）

●ビタミンB-12と葉酸はメチル化したものかどうかを確認する（B-12はメチルコバラミン、葉酸は5-メチルテトラヒドロ葉酸であること）。

マルチビタミンのとり方

●吸収を助けるため、食事と一緒にとりましょう。

●一日2、3回に分けてとりましょう。

② 2000～4000IUのビタミンD3

名前はビタミンDですが、実際には「プレホルモン」と呼ばれる、病気を予防する何百ものタンパク質や酵素になる前駆体です。人間の体の細胞はビタミンD受容体を持っているので、細胞一つひとつがビタミンDによって助けられているといっても過言ではありません。

ビタミンDには次のような効能があります。

●体重の管理
●快適な睡眠
●健康な肌
●丈夫な毛髪
●聴力の改善
●十分な栄養吸収
●免疫系の働きを助ける
●抗炎症の効能
●筋肉の強さの向上
●骨の形成
●心臓血管の健康改善
●制ガン作用
●多発性硬化症のリスク低下

ビタミンDの欠乏が長期にわたって続くと、「高齢者の病」と言われる、心臓病や、糖尿病、ガンなどになりやすくなります。またビタミンDには、遺伝子の発現を調整する重要な働きがあります。

残念ながら、食事だけでは十分な量のビタミンDを摂取できません。日光に当たったり、サプリメントをとったりする必要があるのです。

③魚油：EPAとDHAを合わせて毎日1～3グラム

魚油には健康によい、オメガ3脂肪酸のDHAやEPAが豊富に含まれています。

オメガ3脂肪酸には、次のような効能があります。

- 免疫系が強化される。
- 心臓血管の働きを助ける。
- 関節痛が改善される。
- 視力がよくなる。
- 肌や毛髪、爪が強く、健康的になる。
- 栄養をよく吸収できるようになる。
- 代謝機能が向上する。

●集中力がつき、気分がよくなるとともに、記憶力が向上する。
●受精率が高くなる。

すでに健康的な食事をとっている人なら、魚油は「おまけ」のように思うかもしれません。けれども、オメガ3脂肪酸は体内で作ることができない脂質なので、食事やサプリメントで摂取しなければならないのです。そして、毎日とることで、老化や肥満を防止することができます。

④プロバイオティクス：100～500億の生きた善玉菌を含む粉末、錠剤、カプセルを毎日飲む

善玉菌は、腸の中で生きている、体によい細菌です。腸内フローラは、体全体の健康を維持する上で重要な働きをします。毒素にさらされ、ストレスの多い生活を続けている現代人は、この腸内フローラをサポートする善玉菌を毎日とる必要があります。

ベサニーにプロバイオティクスを処方したとき、もっと発酵食品も食べるように、と念を押しました。発酵食品にも生きた細菌が含まれているので、善玉菌と同じように、腸内フローラをサポートするのに優れているのです。

プロバイオティクスの選び方

- 乳酸菌とビフィズス菌は、よい効果があることが研究によって証明されている善玉菌です。特に、乳酸菌のラクトバチルス・プランタルムとラクトバチルス・アシドフィルス、ビフィズス菌のビフィドバクテリウム・ロンガムとビフィドバクテリウム・ラクティスの4つの菌が入っているものを選びましょう。
- できるだけ多種類の細菌が含まれているプロバイオティクスを飲みましょう。腸内の細菌の種類が増えるほど、健康になれるでしょう。
- 3カ月から半年経ったら別のプロバイオティクスを飲んでみましょう。

「最高の気分」を目指そう

始めのうち、ベサニーは、すすめられたサプリメントに対して半信半疑の様子でしたが、試しに飲み始めてみると言ってくれました。そして次のとき、ベサニーはその効き目を話したくてウズウズしているようでした。「前は何かとイライラしていたんですけど、なんだか、穏やかになれたみたいです。風邪をひかなくなったし、お腹が張ることもなくなりました。それに見てください、この肌の色つやを！」

サプリメントに効果があったことを、ベサニーは認めました。

『自分に合ったサプリメントを見つける』のまとめ

　ここで私から言うべきことはたった一つ、すすめたサプリメントを試してみてください！　数日で違いに気がつくと思います。一カ月もすれば効果が現れてくるでしょう。サプリメントは、食事や、運動、睡眠、ストレス解消法の代わりになるものではありません。しかし、生活のあらゆる面で必要なものを「補ってくれる」はずです。

第2章 2週間活性化プログラム

2週間活性化プログラムとは？

私はフランク・リップマン先生のヘルスコーチとして、みなさんがプログラムに取り組むためのお手伝いをしています。準備はできていますか？　さあ、いよいよ「2週間活性化プログラム」のスタートです。

ケリー・バジャージ（ヘルスコーチ）

プログラムを実行すると得られる効果

- 炎症を抑え、腸を癒し、腸内フローラやホルモンのバランスを取り戻すことができる。
- 関節痛や頭痛、消化不良などが軽減されたり、解消したりする。

●肌の色つやがよくなる。
●脳の働きがよくなる。
●穏やかな気持ちになれる。
●空腹感がなくなり、体重が減り始める。

①スリムで若々しくなるために

まず、問題の原因となる食物は食べないようにして、腸や腸内フローラが回復するのを待ちます。炭水化物不耐症の人には、体が処理できる炭水化物の量を知るために、穀物、豆、デンプンを含む野菜、果物を辛抱してもらいます。

本書をここまで読み通した人にはおわかりだと思いますが、変化が起こるためには、さまざまな効果が蓄積される必要があります。食事、運動、睡眠、ストレス解消など、自分の体に必要なものを十分に与えてやれば、驚くほどの相乗効果が得られるでしょう。それにはまず、2週間活性化プログラムをやり遂げてみてください。きっとすばらしい気分になれるはずです。

●**食事を一から見直す**：炎症の原因になる食物は口にせず、栄養になる食物をとって、血糖値やホルモンのバランスを取り戻しましょう。

●**腸を癒す**：腸を刺激する食物は食べないようにし、さらにハーブを使って「悪玉菌」を追い払います。そして、善玉菌をとり入れて、腸内フローラを良好な状態に保ちます。

●**体内の毒を排出する**：腸内をきれいにする食物繊維入りのシェイクを飲んで、体内の毒素を排出します。このシェイクは肝臓の機能も助けます。

●**エネルギーと柔軟性とを維持する**：有酸素運動、体幹の強化、ストレッチ、筋膜リリースを取り入れたワークアウトを始めましょう。

●**ストレスを軽減する**：瞑想や呼吸法、ヨガを活用してください。

●**睡眠を改善する**：普段から、早めの時間に眠れるようになりましょう。

プログラムを自分なりにアレンジする方法

さきほど、プログラムを１００パーセント実行してくださいと言いました。プログラムの中心となる食事・運動・睡眠・ストレス解消の四原則は、絶対に守ってもらいたいと思います。たとえば、本書の１６５ページに、食べてはいけない食物を一覧にまとめていますが、それを守れば、最高の結果が得られるでしょう。この点については、交渉の余地はありません。とはいえ、次のような方法で、プログラムを自分なりにアレンジすることができます。

●気分に合わせて食事の順番を入れ換える。ある日のディナーを別の日のディナーと入れ換えることは可能です。

●ワークアウトよりエクササイズを中心にしたいという場合、エクササイズでもかまいません。ただし、毎日最低30分間行うようにすること。

●私たちがすすめる以外のストレス解消法を試してみたくなったら、ぜひそのようにしてください。ただし一日最低10分は時間をかけるようにしましょう。

2週間のプログラムが終わる頃には、食物が自分の体に及ぼす影響について意識できるようになっているでしょう。この知識は今後大いに役立ってきます。自分の体に合っている食物とそうではない食物とを見分けられるようになります。そうすれば、自分なりのプログラムを作ることができるでしょう。

② 食事プラン

さて、ここからが肝心なところです。有能なシェフのトリーシャ・ウィリアムズが、元気が出る、おいしくて、満腹感が続く食事を考えてくれました。食材には、たっぷりの野菜、タンパク源になる健康な鶏や、新鮮な魚介類、なるべく安全に飼育された家畜の肉、そして、アボカド、ココナツ、オリーブなど、健康によい油が使われています。

レシピを見て気づかれると思いますが、飲み物は水ばかりになっています。これは水分をとることが目的で、水のほかには、ハーブティーや生野菜のジュースしか飲むことができません。

最初は、食事をしていて妙な気がすると思います。しかし次第に、自然のベリー類の甘さ、ジューシーな肉のおいしさなど、微妙な味わいがわかるようになってきます。スリムで若々しくなれるものがすぐに好物になるでしょう。

食べた方がいいもの

- デンプンを含まない野菜（ただし、ナス、ピーマン、トマトなどナス科の植物は、アレルギー反応を起こすことがあるので食べないようにする）
- なるべく有機飼育された羊、鶏、七面鳥、アヒル、ジビエ、牛の肉

●天然の魚介類
●小魚：ギンダラ、ニシン、イワシ、マスなど
●ナッツ類やシード類：生のアーモンド、カシューナッツ、クルミ、ヘーゼルナッツ、ブラジルナッツ、ゴマ、カボチャの種など
●健康によい脂質：ココナツ油、アボカド油、ゴマ油、亜麻仁油、エクストラバージン・オリーブ油など
●アーモンドやカシューナッツのバター
●甘みをつけていないアーモンド、米、麻の実、ココナツミルク
●腸を癒してくれる食品や発酵食品。ボーン・ブロス、ザワークラウト、キムチなど
●カフェインを含まない緑茶やハーブティー、天然の水や炭酸水、生野菜のジュース
●酢（アップルサイダー酢、ワインビネガー、バルサミコ酢）
●ハーブやスパイス
●カカオニブ、甘味料の入っていないココアパウダー、ローカカオ

一日一回だけなら口にしてもいいもの

●糖分の少ない果物：すべてのベリー類、青リンゴ、柑橘類など

●デンプンを含む野菜：カボチャ、サツマイモ、ヤムイモ、カブ、ルタバガ（スウェーデンカブ）、ビーツ（ジャガイモやナス科の植物は除く）
●良質なバター
●コーヒーやカフェインを含むお茶。一日一杯まで

食べてはいけないもの

●グルテン
●すべての穀物。玄米、オーツ麦、キヌアも含む
●大豆（豆腐、テンペ、枝豆、豆乳）
●トウモロコシ
●卵
●乳製品
●豆類（エンドウ豆、レンズ豆、乾燥豆）
●ナス科の植物（トマト、ジャガイモ、ナス、ピーマン）
●糖分を多く含む果物：バナナ、チェリー、イチジク、ブドウ、ライチ、マンゴー、パイナップル、ナシ、スイカなど

●ドライフルーツ
●工場式の畜産の肉
●養殖魚や水銀が蓄積された魚（マグロ、メカジキ）
●加工食品
●アルコール類
●塩を振ったり、ローストしたりしたナッツ類と、すべてのピーナッツ製品
●砂糖や天然の甘味料を添加した食物。アガベシロップ、蜂蜜、メイプルシロップも含む
●人工甘味料
●果物のジュースやエナジードリンク
●加工された植物油脂：キャノーラ油、ヒマワリ油、ベニバナ油、コーン油、大豆油、マーガリン、ショートニングなど
●市販のサラダドレッシング、ケチャップ、レリッシュ（みじん切りにしたピクルス）、バーベキューソース、マヨネーズ
●あめ、エネルギーバー、プロテインバー

どうしても甘味料を使いたくなったら、少量のステビアを使いましょう。

こまめに水分をとろう

２週間活性化プログラムでは、毎日水を１・８リットル飲んでもらうことになっていますが、これにはいろいろな理由があります。

●一日に十分な量の水を飲んでいないと、慢性的な脱水状態になってしまいます。そこで、水分をたっぷりとると、どんなに気分がよくなるかを体験してもらいます。この気分のよさが基準となります。

●水を十分飲んでいれば、空腹は感じません。

●毒素を排出したいときには、水を飲みましょう。

水は、朝から午後にかけての時間に、多めに飲んでください。そうすれば、夜中にトイレに行かなくてすみます。そして、できれば食事中には水を飲まないようにしましょう。消化に必要な酵素が洗い流されてしまいます。次に、一日に水を飲むスケジュールを紹介します。

一日の水を飲むタイミング

午前7時：450ミリリットル
午前11時：450ミリリットル
午後3時：450ミリリットル
午後6時：450ミリリットル

水を飲むことがストレスにならないように、時間を調節してください。のどが渇くようなときがあったら、それは脱水状態になっている証拠です。

カフェイン断ちのステップ

2週間だけ、カフェインを断ってみましょう。カフェインをとらないことで、ぐっすり眠れて気持ちが穏やかになり、体全体のバランスが整っていきます。

次の表を参考に、5日間かけて徐々にカフェイン断ちをするようにしましょう。

1日目　レギュラー4分の3、デカフェ4分の1
2日目　レギュラー2分の1、デカフェ2分の1

3日目　レギュラー4分の1、デカフェ4分の3
4日目　デカフェのみ
5日目　ハーブティー

料理を始める前に

2週間活性化プログラムでは、ビタミンやミネラルがたっぷり入った、本当の食物を食べられるように工夫しました。どこが本物なのか、その違いはすぐにわかってくるでしょう。

食事はできる限り自炊することをおすすめします。外食をすると、健康を維持するのが難しくなることがあるからです。ただ、料理をすることだけにこだわる必要はありません。本書の出版準備をしていた頃、私はちょうど最初の出産を終えて仕事に戻ったばかりで、料理の時間は1分でも短くしたかったので、気持ちはよくわかります。その一方で、家族には健康的な食事をさせたいという気持ちもあります。このジレンマをどう解決するかというのが、私たちヘルスコーチの悩みの種なのです。料理を趣味にしている人でもない限り、手早く作れる、おいしくて栄養たっぷりの料理がいいと、誰だって思うはずですから。

そんなあなたの希望を、トリーシャがかなえてくれました。料理に関する、ちょっとしたヒントも教えてくれるでしょう。ではプログラムを始める前に、次のことを行ってください。

●冷蔵庫や食糧貯蔵庫から、健康によくない食物を一掃してください。
●トリーシャが考えた、多めに作って次の食事に利用する時間節約法を活用してください。
●最初の2週間が経った後のことを考えておきましょう。数日分の食事のことがわかっていれば、プログラムが終わってからも、スムーズに先に進めると思います。

揃えておきたい調理器具

●ブレンダーまたはフードプロセッサー
●12個用のマフィンパン
●鋳鉄製のフライパン（直径は25〜30センチメートル）

一人前の量とカロリーについて

カロリーのことは忘れてください！　体に大切なのは栄養です。カロリーではありません。適量の食事をすることに集中しましょう。
一人前の量は、きっちり正確にではなく、手を使ってだいたいの量を測ってください。目標は、腹八分です。

（参考）
- サラダ：両手ですくって2杯分
- 野菜：片手にのるくらいの大きさ
- サツマイモなど質のよい炭水化物：こぶしの大きさ
- 質のよいタンパク質：手のひらの大きさ
- ココナツ油など、質のよい脂質：大さじ1〜2杯

③腸を癒すプラン

2週間活性化プログラムには、腸を癒したり、腸内フローラを補ったりする効果のある食事やサプリメントを取り入れています。スリムで若々しくなるためには、腸や腸内フローラの状態に気を遣うのが一番の方法です。

腸にやさしいボーン・ブロス

人間は遠い昔から、骨のスープ、「ボーン・ブロス」（62ページ参照）がとても健康によいことを知っていました。ボーン・ブロスにはゼラチンやコラーゲンがたくさん含まれているので、腸を癒し、腸管壁浸漏を防いでくれます。また免疫機能を助けてくれるので、炎症を抑える効果もあります。2週間活性化プログラムの間、好きなときに、あるいは軽食代わりに、ボーン・ブロスを楽しんでください。

クレンズ・シェイク

2週間活性化プログラムでは、一日の食事のうち、朝食のほか、午前と午後の2回の軽食として、シェイクを飲むようにすすめています。このシェイクには、腸をきれいにする（クレンズする）食物繊維がたくさん含まれているので、今までの食事によって体に蓄積されたトランス脂肪酸、糖類、防腐剤を効果的に排出することができます。また、肝臓の中の毒素を出すのに役立つ栄養素も含まれています。

私たちは患者が気軽にクレンズ・シェイクを飲めるようにするため、必要なタンパク質と、食物繊維、栄養素を含んだ「Be Well Cleanse」というシェイクを開発しました（http://www.bewell.com/cleanse.html）。「Be Well Cleanse」を購入しないという人は、大豆プロテインパウダーと食物繊維パウダーを使ってシェイクを作ってもかまいません。その場合のレシピもありますので、どうぞ参考にしてください。

④ サプリメント

２週間活性化プログラムでは、リップマン先生がすすめるサプリメントを毎日とるようにしています。これは、活力を取り戻し、腸を癒すことを目的にしています。老けたような気がしたり、体重が増えたときには、ほとんどの場合、腸の働きに問題があるものです。そこで、悪玉菌を追い払うための、抗菌効果のあるハーブと、消化を助けるのに役立つ消化酵素をサプリメントの形でとることが重要になってきます。

抗菌効果のあるハーブなどは次のとおりです。

- ニガヨモギ（ワームウッド）のエキス
- 硫酸ベルベリンを含むもの（キハダ、オウレンなど）
- カプリル酸を含むもの（ココナツ油など）
- グレープフルーツシードのエキス
- セイヨウメギのエキス

●クマコケモモのエキス
●クロクルミの殻

2週間経つと、あなたの健康状態はとてもよくなっているはずです。

プログラム実施中の外食について

プログラム中には外食をしてもいいですか？　という質問をよく受けます。外食はしてもかまいません。ただし、パンは食べないように。代わりにオリーブのマリネを頼みましょう。基本的には家での食事と同じように、野菜と良質のタンパク質を多くとることです。
たとえば、こんなメニューはいかがでしょう。

◆昼食の例

その❶

主菜：ローストチキン、天然のサーモン、エビなどをのせたボリュームのあるサラダ

その❷
前菜：海草のサラダ
主菜：刺身

◆夕食の例
その❶
副菜：芽キャベツなど野菜のロースト
主菜：天然のサーモン
その❷
副菜：ブロッコリーレイブなど葉物野菜のソテー
主菜：牧草で飼育された家畜の肉のステーキ
その❸
前菜：バターナッツカボチャのスープ
主菜：ローストチキンと野菜

体を動かすための準備

運動をするのが心配だという人は、まずかかりつけの医師に健康診断をしてもらいましょう。それ以外には、ヨガベルトとフォームローラーがあれば十分です。フォームローラーは筋膜リリースに使います。インターネットやスポーツ用品店で買うことができます。

⑤ストレス解消プラン

ストレス解消は、2週間活性化プログラムの重要な部分を占めています。

毎日の習慣として、4-7-8呼吸法と、マインドフルネス呼吸法か瞑想（224ページ）をすることをおすすめします。あるいは、リストラティブ・ヨガ（226ページ）をするのもいいでしょう。そして、毎日同じ時間にするのが理想的です。

⑥睡眠改善プラン

- 午後9時になったら、テレビ、コンピューター、スマートフォンや携帯電話など、画面があるものはすべて電源を切る。
- 午後9時30分に、リラックスするための日課を始める。

●午後10時には、寝室を真っ暗にする。

やりすぎじゃないかって？　まったくそのとおりです。けれども、一日24時間のリズムを取り戻し、ぐっすり眠って休息をとらなければ、気分はよくならないし、体重も減りません。睡眠は、仕事や、メールの返信やテレビの深夜番組、夜食よりもずっと大切なものなのです。

リラックスするための日課

新米ママとして、私が賢明になって取り組んでいるのは、どうやって赤ちゃんを寝かしつけるかということです。そこで一つの結論に達しました。「決まった日課を作る」のです。お風呂に入れ、パジャマを着せ、ほ乳瓶を持たせ、窓のブラインドを閉じ、スリープサウンドマシンをつけて、布にくるみ、はい、おやすみなさい。毎晩必ず、まったく同じ順番で寝かしつけています。こうやって、寝る時間だという信号を赤ちゃんに送るわけです。実際、マシンをつける頃には、目をこすり始めます。

大人になると、夜間も活動し続けているせいで、なかなか眠くならないものです。そこで2週間活性化プログラムでも、睡眠前にリラックスするための日課を設けました。

リラックスするための日課の例

午後9時30分：歯をみがく、顔を洗う
午後9時40分：寝床に入って本を読む
午後9時55分：マインドフルネス呼吸法を5分間行う
午後10時　　：寝室を真っ暗にする

これはほんの一例ですから、必要だと思う要素を取り入れながら、自分なりの日課を決めてください。

リラックスには、必ず30分を割り当てるようにしてください。そして、寝室は睡眠とセックスだけ（そして、リラックスするための読書）の場所と決めておくことが大切です。仕事に関係あるものや、電子機器は、絶対に寝室に持ち込まないようにしましょう。ここは普段の騒がしい生活から離れた、穏やかな気持ちになれる場所なのです。

さあ、スリムで若々しくなろう！

患者の皆さんが2週間プログラムを行って、元気を取り戻し、体重を減らしていく姿を見るのはうれしいものです。2週間後には、頭痛、関節痛、消化不良、にきびや睡眠障害などの問題が軽減されていることに気がつくはずです。

2週間活性化プログラムをスタートさせて、スリムで若々しくなるための第一歩を踏み出しましょう！

2週間活性化プログラムを始めましょう！

2週間活性化プログラムを、食事（レシピ）・飲み物・サプリメント・エクササイズ・ストレス解消法・就寝という項目でメニューにしました。

2週間ですから、なんとか乗り切ってみましょう。

2週間活性化プログラム　第1週

1日目

朝食　好きなシェイク（194〜195ページ）
午前中の軽食　好きなシェイク（194〜195ページ）
昼食　スモークサーモン・サラダ（196ページ）
午後の軽食　好きなシェイク（194〜195ページ）
夕食　白身魚のショウガ味噌と野菜炒め（197ページ）
飲み物　水1・8リットル
サプリメント　一日2回、昼食と夕食の後に、抗菌効果のあるサプリメントと消化酵素
エクササイズ　ワークアウトメニュー（213ページ〜）を好きな時間に。
ストレス解消法　午前中か夕方に、4‐7‐8呼吸法＋瞑想（224ページ）。あるいは、午前中と夕方に、リストラティブ・ヨガ（226ページ〜）をする。
就寝　午後9時から10時。電子機器を切り、リラックスするための日課をして、寝室を真っ暗にする。

2日目

朝食　好きなシェイク（194〜195ページ）

午前中の軽食　好きなシェイク（194〜195ページ）

昼食　白身魚のショウガ味噌と葉物野菜（198ページ）

午後の軽食　好きなシェイク（194〜195ページ）

夕食　カリフラワーのスープ（207ページ）と付け合わせのサラダ※

飲み物　水1・8リットル

サプリメント　一日2回、昼食と夕食の後に、抗菌効果のあるサプリメントと消化酵素

エクササイズ　ワークアウトメニュー（213ページ〜）を好きな時間に。

ストレス解消法　午前中か夕方に、4－7－8呼吸法＋瞑想（224ページ）。あるいは、午前中と夕方に、リストラティブ・ヨガ（226ページ〜）をする。

就寝　午後9時から10時。電子機器を切り、リラックスするための日課をして、寝室を真っ暗にする。

※グリーンサラダや適当な野菜を付け合わせてください（レシピ外）

3日目

朝食
好きなシェイク（194〜195ページ）

午前中の軽食
好きなシェイク（194〜195ページ）

昼食
カリフラワーのスープ（207ページ）と付け合わせのサラダ※

午後の軽食
好きなシェイク（194〜195ページ）

夕食
ラムチョップと野菜炒め（202ページ）

飲み物
水1・8リットル

サプリメント
一日2回、昼食と夕食の後に、抗菌効果のあるサプリメントと消化酵素

エクササイズ
ワークアウトメニュー（213ページ〜）を好きな時間に。

ストレス解消法
午前中か夕方に、4−7−8呼吸法＋瞑想（224ページ）。あるいは、午前中と夕方に、リストラティブ・ヨガ（226ページ〜）をする。

就寝
午後9時から10時。電子機器を切り、リラックスするための日課をして、寝室を真っ暗にする。

4日目

朝食 好きなシェイク（194〜195ページ）

午前中の軽食 好きなシェイク（194〜195ページ）

昼食 ラムチョップと葉物野菜、ザクロ、ミントにアップルサイダービネグレットをかけて（202ページ）

午後の軽食 好きなシェイク（194〜195ページ）

夕食 地中海風野菜パエリア（204ページ）

飲み物 水1・8リットル

サプリメント 一日2回、昼食と夕食の後に、抗菌効果のあるサプリメントと消化酵素

エクササイズ ワークアウトメニュー（213ページ〜）を好きな時間に。

ストレス解消法 午前中か夕方に、4-7-8呼吸法＋瞑想（224ページ）。あるいは、午前中と夕方に、リストラティブ・ヨガ（226ページ〜）をする。

就寝 午後9時から10時。電子機器を切り、リラックスするための日課をして、寝室を真っ暗にする。

5日目

朝食　好きなシェイク（194〜195ページ）

午前中の軽食　好きなシェイク（194〜195ページ）

昼食　地中海風野菜パエリア（204ページ）

午後の軽食　好きなシェイク（194〜195ページ）

夕食　鶏胸肉のロースト、根菜添え（200ページ）

飲み物　水1・8リットル

サプリメント　一日2回、昼食と夕食の後に、抗菌効果のあるサプリメントと消化酵素

エクササイズ　ワークアウトメニュー（213ページ〜）を好きな時間に。

ストレス解消法　午前中か夕方に、4-7-8呼吸法＋瞑想（224ページ）。あるいは、午前中と夕方に、リストラティブ・ヨガ（226ページ〜）をする。

就寝　午後9時から10時。電子機器を切り、リラックスするための日課をして、寝室を真っ暗にする。

6日目

朝食　好きなシェイク（194〜195ページ）

午前中の軽食　好きなシェイク（194〜195ページ）

昼食　アジア風チキンをサラダ菜にのせて（201ページ）

午後の軽食　好きなシェイク（194〜195ページ）

夕食　エビとブロッコリーのゴマ風味（199ページ）

飲み物　水1・8リットル

サプリメント　一日2回、昼食と夕食の後に、抗菌効果のあるサプリメントと消化酵素

エクササイズ　ワークアウトメニュー（213ページ〜）を好きな時間に。

ストレス解消法　午前中か夕方に、4-7-8呼吸法+瞑想（224ページ）。あるいは、午前中と夕方に、リストラティブ・ヨガ（226ページ〜）をする。

就寝　午後9時から10時。電子機器を切り、リラックスするための日課をして、寝室を真っ暗にする。

7日目

朝食 好きなシェイク（194〜195ページ）

午前中の軽食 好きなシェイク（194〜195ページ）

昼食 ゴマ風味エビのサラダ（200ページ）

午後の軽食 好きなシェイク（194〜195ページ）

夕食 ニンジンとショウガのスープ（206ページ）と付け合わせのサラダ※

飲み物 水1・8リットル

サプリメント 一日2回、昼食と夕食の後に、抗菌効果のあるサプリメントと消化酵素

エクササイズ ワークアウトメニュー（213ページ〜）を好きな時間に。

ストレス解消法 午前中か夕方に、4-7-8呼吸法＋瞑想（224ページ）。あるいは、午前中と夕方に、リストラティブ・ヨガ（226ページ〜）をする。

就寝 午後9時から10時。電子機器を切り、リラックスするための日課をして、寝室を真っ暗にする。

2週間活性化プログラム　第2週

8日目

朝食　好きなシェイク（194～195ページ）

午前中の軽食　好きなシェイク（194～195ページ）

昼食　ニンジンとショウガのスープ（206ページ）と付け合わせのサラダ※

午後の軽食　好きなシェイク（194～195ページ）

夕食　牛肉の中東風ステーキに、パースニップとブロッコリーを添えて（203ページ）

飲み物　水1・8リットル

サプリメント　一日2回、昼食と夕食の後に、抗菌効果のあるサプリメントと消化酵素

エクササイズ　ワークアウトメニュー（213ページ～）を好きな時間に。

ストレス解消法　午前中か夕方に、4-7-8呼吸法+瞑想（224ページ）。あるいは、午前中と夕方に、リストラティブ・ヨガ（226ページ～）をする。

就寝　午後9時から10時。電子機器を切り、リラックスするための日課をして、寝室を真っ暗にする。

9日目

朝食 好きなシェイク（194〜195ページ）
午前中の軽食 好きなシェイク（194〜195ページ）
昼食 牛肉の中東風ステーキに、ベビーホウレンソウのタヒニドレッシング和え（203ページ）
午後の軽食 好きなシェイク（194〜195ページ）
夕食 アスパラガスのスープ（206ページ）と付け合わせのサラダ※
飲み物 水1・8リットル
サプリメント 一日2回、昼食と夕食の後に、抗菌効果のあるサプリメントと消化酵素
エクササイズ ワークアウトメニュー（213ページ〜）を好きな時間に
ストレス解消法 午前中か夕方に、4-7-8呼吸法＋瞑想（224ページ）。あるいは、午前中と夕方に、リストラティブ・ヨガ（226ページ〜）をする。
就寝 午後9時から10時。電子機器を切り、リラックスするための日課をして、寝室を真っ暗にする。

10日目

朝食　好きなシェイク（194〜195ページ）
午前中の軽食　好きなシェイク（194〜195ページ）
昼食　アスパラガスのスープ（206ページ）と付け合わせのサラダ※
午後の軽食　好きなシェイク（194〜195ページ）
夕食　焼きサーモンと、野菜のココナツ油炒め（196ページ）
飲み物　水1・8リットル
サプリメント　一日2回、昼食と夕食の後に、抗菌効果のあるサプリメントと消化酵素
エクササイズ　ワークアウトメニュー（213ページ〜）を好きな時間に。
ストレス解消法　午前中か夕方に、4-7-8呼吸法+瞑想（224ページ）。あるいは、午前中と夕方に、リストラティブ・ヨガ（226ページ〜）をする。
就寝　午後9時から10時。電子機器を切り、リラックスするための日課をして、寝室を真っ暗にする。

11日目

朝食
好きなシェイク（194～195ページ）

午前中の軽食
好きなシェイク（194～195ページ）

昼食
サーモンとケールのサラダ（197ページ）

午後の軽食
好きなシェイク（194～195ページ）

夕食
ソウメンカボチャのローストに、ケールと味噌のペーストをかけて（204ページ）

飲み物
水1・8リットル

サプリメント
一日2回、昼食と夕食の後に、抗菌効果のあるサプリメントと消化酵素

エクササイズ
ワークアウトメニュー（213ページ～）を好きな時間に

ストレス解消法
午前中か夕方に、4-7-8呼吸法＋瞑想（224ページ）。あるいは、午前中と夕方に、リストラティブ・ヨガ（226ページ～）をする。

就寝
午後9時から10時。電子機器を切り、リラックスするための日課をして、寝室を真っ暗にする。

12日目

朝食　好きなシェイク（194～195ページ）

午前中の軽食　好きなシェイク（194～195ページ）

昼食　ソウメンカボチャのローストに、ケールと味噌のペーストをかけて（204ページ）

午後の軽食　好きなシェイク（194～195ページ）

夕食　七面鳥のシェパードパイ（201ページ）

飲み物　水1・8リットル

サプリメント　一日2回、昼食と夕食の後に、抗菌効果のあるサプリメントと消化酵素

エクササイズ　ワークアウトメニュー（213ページ～）を好きな時間に。

ストレス解消法　午前中か夕方に、4-7-8呼吸法＋瞑想（224ページ）。あるいは、午前中と夕方に、リストラティブ・ヨガ（226ページ～）をする。

就寝　午後9時から10時。電子機器を切り、リラックスするための日課をして、寝室を真っ暗にする。

13日目

朝食　好きなシェイク（194〜195ページ）

午前中の軽食　好きなシェイク（194〜195ページ）

昼食　七面鳥のシェパードパイ（201ページ）

午後の軽食　好きなシェイク（194〜195ページ）

夕食　グリーンスープ（207ページ）と付け合わせのサラダ※

飲み物　水1・8リットル

サプリメント　一日2回、昼食と夕食の後に、抗菌効果のあるサプリメントと消化酵素

エクササイズ　ワークアウトメニュー（213ページ〜）を好きな時間に。

ストレス解消法　午前中か夕方に、4-7-8呼吸法＋瞑想（224ページ）。あるいは、午前中と夕方に、リストラティブ・ヨガ（226ページ〜）をする。

就寝　午後9時から10時。電子機器を切り、リラックスするための日課をして、寝室を真っ暗にする。

14日目

朝食　好きなシェイク（194〜195ページ）

午前中の軽食　好きなシェイク（194〜195ページ）

昼食　グリーンスープ（207ページ）と付け合わせのサラダ※

午後の軽食　好きなシェイク（194〜195ページ）

夕食　焼きホタテとしんなりルッコラ（198ページ）

飲み物　水1・8リットル

サプリメント　一日2回、昼食と夕食の後に、抗菌効果のあるサプリメントと消化酵素

エクササイズ　ワークアウトメニュー（213ページ〜）を好きな時間に。

ストレス解消法　午前中か夕方に、4-7-8呼吸法＋瞑想（224ページ）。あるいは、午前中と夕方に、リストラティブ・ヨガ（226ページ〜）をする。

就寝　午後9時から10時。電子機器を切り、リラックスするための日課をして、寝室を真っ暗にする。

レシピ集

ここで紹介するシェイクは、**「Be Well Cleanse」**か、または**大豆プロテインパウダーと食物繊維パウダー**を使って作るようになっています。家庭用ブレンダーでも、携帯用シェイクボトルでも、どちらを使っても、栄養満点のおいしいシェイクが作れます。

トリーシャ・ウィリアムズ

ココナツ・シナモン・シェイク　1食分

- 冷やしたココナツミルク 240ml
- シナモン 小さじ1/4
- 「Be Well Cleanse」1袋、
  または大豆プロテインパウダーと食物繊維パウダーを1食分ずつ

すべての材料をシェイカーかブレンダーに入れ、パウダーが溶け切るまでよく混ぜる。氷を入れたグラスに注いで飲みましょう。

ロイヤルフラッシュ・シェイク　1食分

- ライムの搾り汁 1個分
- 白味噌 小さじ1
- ターメリック 小さじ1
- 冷やしたココナツミルク 360ml
- 「Be Well Cleanse」1袋、
  または大豆プロテインパウダーと食物繊維パウダーを1食分ずつ
- 液体ステビア 少々

すべての材料をシェイカーかブレンダーに入れ、パウダーが溶け切るまでよく混ぜる。氷を入れたグラスに注いで飲みましょう。

ジンジャースナップ・シェイク　1食分

- 冷やしたアーモンドミルク 360ml
- シナモン 小さじ1/2
- 刻みショウガ 小さじ3/4
- 「Be Well Cleanse」1袋、
  または大豆プロテインパウダーと食物繊維パウダーを1食分ずつ
- 液体ステビア 少々

すべての材料をシェイカーかブレンダーに入れ、パウダーが溶け切るまでよく混ぜる。氷を入れたグラスに注いで飲みましょう。

レモネード・シェイク　1食分

- 冷やしたココナツミルク 360ml
- レモンの搾り汁 1個分
- 「Be Well Cleanse」1袋、
  または大豆プロテインパウダーと食物繊維パウダーを1食分ずつ
- 液体ステビア 少々

すべての材料をシェイカーかブレンダーに入れ、パウダーが溶け切るまでよく混ぜる。氷を入れたグラスに注いで飲みましょう。

チョコレート・シェイク　1食分

- 冷やした無糖のココナツミルクかアーモンドミルク 360ml
- 無糖ココアパウダー 大さじ1
- シナモン 1振り
- 「Be Well Cleanse」1袋、
  または大豆プロテインパウダーと食物繊維パウダーを1食分ずつ
- 液体ステビア 少々

すべての材料をシェイカーかブレンダーに入れ、パウダーが溶け切るまでよく混ぜる。氷を入れたグラスに注いで飲みましょう。

スモークサーモン・サラダ　2食分

- 葉物野菜 200g
- レッドオニオン（薄切り）1/4個
- アボカド（薄切り）1/4個
- レモンビネグレット 大さじ1（208ページ）
- スモークサーモン 115g

葉物野菜、オニオン、アボカドをボウルに入れ、レモンビネグレットを入れて混ぜ合わせる。上にスモークサーモンをのせる。

焼きサーモン　2食分

- サーモンの切り身（200g）2切れ
- 海塩、コショウ 少々
- アボカド油 大さじ1

サーモンの切り身はペーパータオルで水気をとっておく。海塩とコショウを振る。フライパンにアボカド油を引いて強火で熱する。サーモンの切り身を皮を下にして入れ、中火で7分、焼き色が付くまで焼く。身を裏返して、さらに4分焼く。

半分は密閉容器に入れて冷蔵庫で保存し、翌日の昼食に使う。

焼きサーモンと、野菜のココナツ油炒め　1食分

- ココナツ油 大さじ1　• ニンニク（みじん切り）小さじ1
- おろしショウガ 小さじ1　• レッドオニオン（薄切り）35g
- チンゲン菜（小 薄切り）40g
- カリフラワー（小房に分けてゆでておく）165g
- ニンジン（輪切り）75g　• 海塩、コショウ 少々　• ライムの搾り汁 1個分
- コリアンダー（みじん切り）小さじ1　• 焼きサーモン 1枚

フライパンにココナツ油を引いて中火で熱する。ニンニク、ショウガ、オニオン、チンゲン菜、カリフラワー、ニンジンを入れる。海塩とコショウを振って、8分間炒める。火から下ろし、ライムの搾り汁とコリアンダーを振りかける。炒めた野菜を皿に盛り、上に焼きサーモンをのせる。

サーモンとケールのサラダ　1食分

- ケール（茎のまま）200g
- レモンビネグレット 大さじ1（208ページ）
- オリーブ（種抜き）6個
- レッドオニオン（薄切り）25g
- 焼きサーモン 1切れ

ケールをボウルに入れて、レモンビネグレットと混ぜ合わせ、よくもみ込む。皿にケールを盛り、オリーブ、オニオン、焼きサーモンをのせる。

白身魚のショウガ味噌　2食分

- 白味噌 大さじ2　・ライムの搾り汁 1個分　・おろしショウガ 小さじ1/2
- たまり醤油 小さじ1　・コリアンダー（みじん切り）小さじ1
- 海塩 少々　・白身魚の切り身（200g）2枚

オーブンを190度に予熱しておく。

味噌、ライムの搾り汁、ショウガ、醤油、コリアンダー、海塩をボウルに入れて混ぜ合わせてショウガ味噌を作る。

魚をオーブン皿にのせて、12～14分焼く（身の厚さによる）。火から下ろして、混ぜ合わせておいたショウガ味噌を切り身全体に塗る。

1枚は密閉容器に入れて冷蔵庫で保存し、翌日の昼食に使う。

白身魚のショウガ味噌と野菜炒め　1食分

- ココナツ油 大さじ1と1/2
- ブロッコリー（小）130g
- チンゲン菜（小）55g
- 海塩 少々
- 白身魚のショウガ味噌漬け 1枚

フライパンにココナツ油を引いて中火で熱する。ブロッコリー、チンゲン菜、海塩を入れて、しんなりするまで10分炒める。野菜を皿に盛り、白身魚のショウガ味噌をのせる。

白身魚のショウガ味噌と葉物野菜　1食分

- 葉物野菜（ミックス）200g
- レッドオニオン（薄切り）15g
- アジアンビネグレット（209ページ）大さじ1
- 白身魚のショウガ味噌（197ページ）1枚

葉物野菜とオニオンをボウルに入れ、アジアンビネグレットと混ぜ合わせ、魚のショウガ味噌に添える。

焼きホタテ　2食分

- ホタテ 350g
- 海塩、コショウ 少々
- アボカド油 大さじ1

ホタテは表面をきれいにし、ペーパータオルで水気をとっておく。

フライパンにアボカド油を引いて強火で熱する。塩・コショウしたホタテの両側を、焦げ目が付くまで2分ずつ焼く。

半分量のホタテを密閉容器に入れて冷蔵庫で保存し、翌日の昼食に使う。

焼きホタテとしんなりルッコラ　1食分

- ルッコラ 50g
- アボカド（薄切り）40g
- 焼きホタテ 200g
- レモン（くし形切り）1個

ルッコラと、アボカドを皿に盛り、焼きホタテをルッコラの上にのせる（すると、ルッコラがしんなりする）。ホタテとサラダの上からレモンを搾りかける。

焼きホタテとルッコラのサラダ　1食分

- ルッコラ 50g
- レッドオニオン（薄切り）15g
- アボカド（さいの目切り） 1/4個
- レモンビネグレット（208ページ）大さじ1
- 焼きホタテ 200g

ルッコラ、オニオン、アボカドをボウルに入れ、レモンビネグレットと混ぜ合わせる。上に焼きホタテをのせる。

エビのゴマ風味　2食分

- ココナツ油 大さじ1
- エビ（中 きれいに洗っておく）450g
- ニンニク（みじん切り）小さじ1
- ショウガ（みじん切り）小さじ1
- ゴマ 小さじ1　・海塩 少々

フライパンにココナツ油を引いて中火から強火で熱する。ボウルに、エビとニンニク、ショウガ、ゴマ、海塩を入れて混ぜる。フライパンにエビを重ならないように入れ、火が通るまで90秒炒める。火から下ろして冷ましておく。

半分量を密閉容器に入れて冷蔵庫で保存し、翌日の昼食に使う。

エビとブロッコリーのゴマ風味　1食分

- ココナツ油 小さじ2
- ブロッコリー（小）525g
- 海塩 少々
- エビのゴマ風味 225g

フライパンにココナツ油を引いて中火で熱する。ブロッコリーを入れて、海塩を振る。1分間炒めたら、水を120ml加えて、ブロッコリーが柔らかくなるまで6分ほどゆでる。ブロッコリー350gをエビのゴマ風味に添える。

残りの175gのブロッコリーは密閉容器に入れて冷蔵庫で保存し、翌日の昼食に使う。

ゴマ風味エビのサラダ　1食分

- クレソン 200g
- ニンジン（輪切り）75g
- レッドオニオン（薄切り）15g
- ブロッコリー 175g
- アジアンビネグレット（209ページ）大さじ1
- エビのゴマ風味（199ページ）225g

クレソン、ニンジン、オニオン、ブロッコリーをボウルに入れ、アジアンビネグレットと混ぜ合わせる。上にエビのゴマ風味をのせる。

鶏胸肉のロースト　2食分

- アボカド油 大さじ1
- 鶏胸肉 2枚
- 海塩、コショウ 少々

鶏胸肉は骨と皮を除き、水気をとってから、海塩、コショウで下味を付ける。

オーブンを190度に予熱しておく。

フライパンにアボカド油を引いて中火から強火で熱する。

鶏胸肉をフライパンに入れ、両側を2分ほど焼く。フライパンごとオーブンに入れて、10分焼く。オーブンから出して、冷ます。

1枚を密閉容器に入れて冷蔵庫で保存し、翌日の昼食に使う。

鶏胸肉のロースト、根菜添え　1食分

- セロリ（さいの目切り）1本
- パースニップ（さいの目切り）2本
- カブ（さいの目切り）1個
- アボカド油 大さじ2
- 海塩、コショウ 少々
- タイム 4本
- 鶏胸肉のロースト 1枚

オーブンを200度に予熱しておく。

カブなど、手に入る根菜をさいの目切りにしてボウルに入れ、アボカド油、海塩、コショウを混ぜる。

オーブン皿に並べ、タイムをのせて、野菜が柔らかくなって焼き色が付くまで、18～20分焼く。オーブンから出し、タイムは取り除く。野菜の上に鶏胸肉のローストをのせる。

アジア風チキンをサラダ菜にのせて　1食分

- キャベツ（千切り）100g
- アジアンビネグレット（209ページ）大さじ2
- 鶏胸肉のロースト（200ページ）1枚
- サラダ菜 4枚
- ゴマ 小さじ1

キャベツをボウルに入れ、アジアンビネグレットを混ぜてよくなじませる。細切りにした鶏胸肉のローストを均等に分け、サラダ菜にのせる。その上にキャベツをのせ、ゴマを振りかける。

七面鳥のシェパードパイ　3食分

- 海塩 小さじ2
- カリフラワー 1.3kg
- アボカド油 大さじ1
- 七面鳥のひき肉（ダークミートかホワイトミート）450g
- 玉ネギ（粗みじん切り）50g
- クミンパウダー 小さじ1/2
- ニンニク（みじん切り）小さじ1
- ベビーホウレンソウ 120g

鍋に1.9ℓの水と海塩を入れて、強火にかける。カリフラワーを入れて、柔らかくなるまで8分ゆでる。火から下ろして、水気をとり、ブレンダーにかけて、なめらかなピューレ状にする。

フライパンにアボカド油を引いて中火から強火で熱する。ひき肉と玉ネギ、クミンとニンニクを入れ、かき混ぜながら肉に火が通るまで炒める。

炒めたひき肉を大きめのパイ皿か、オーブン皿に入れ、上にホウレンソウをのせて、しんなりさせる。その上に、ピューレ状にしたカリフラワーをかける。カリフラワーがキツネ色になるまで、6分～8分ほどグリルで焼く。

3分の2を密閉容器に入れて冷蔵庫で保存し、翌日の昼食などに使う。

ラムチョップのソテー　2食分

- ラムチョップ（中から大）4本（合計565g程度）
- 海塩 少々
- アボカド油 大さじ1

ラムチョップはペーパータオルで水気をとっておく。海塩で下味を付ける。

フライパンにアボカド油を引いて強火で熱する。ラムチョップを入れ、両側を2分ずつ焼く。ラムチョップの脂身の側を下にして立てて、焦げ目が付くまでさらに数分焼く。

2本を密閉容器に入れて冷蔵庫で保存し、翌日の昼食に使う。

ラムチョップと野菜炒め　1食分

- アボカド油 大さじ1
- 玉ネギ（薄切り）25g
- チンゲン菜（小）150g
- ニンニク（みじん切り）小さじ1
- ベビーホウレンソウ 60g
- 海塩 少々
- ラムチョップのソテー 2本

フライパンにアボカド油を引いて中火から弱火で熱する。玉ネギを入れ、透き通るまで2分炒める。チンゲン菜を加え、2分炒める。ニンニクとベビーホウレンソウを入れ、1分炒める。海塩を振る。火から下ろして皿に盛る。ラムチョップのソテーをのせる。

ラムチョップと葉物野菜、ザクロ、ミントにアップルサイダービネグレットをかけて　1食分

- ルッコラ 25g
- チンゲン菜（小 薄切り）75g
- キュウリ（薄切り）75g
- ミントの葉（粗みじん切り）10枚
- ザクロの種（可食部分）85g
- アップルサイダービネグレット（208ページ）大さじ1
- ラムチョップのソテー 2本

ルッコラ、チンゲン菜、キュウリ、ミントの葉、ザクロの種をボウルに入れ、アップルサイダービネグレットと混ぜ合わせる。皿に盛って、上にラムチョップをのせる。

牛肉の中東風ステーキ　2食分

- アボカド油 大さじ2
- ザータースパイス 大さじ2
- 海塩、コショウ 少々
- 牛わき腹肉 450g

フライパンにアボカド油を引いてスパイスを入れ、強火で熱する。塩・コショウした肉を入れ、両側を焦げ目が付くまで4分ずつ焼く。肉がフライパンに入らないときは、半分に切ってから焼く。火から下ろして、まな板の上で10分以上休ませる。スライスして冷ます。

半分を密閉容器に入れて冷蔵庫で保存し、翌日の昼食に使う。

牛肉の中東風ステーキに、パースニップとブロッコリーを添えて　1食分

- パースニップ 2本
- アボカド油 大さじ2
- 海塩、コショウ 少々
- ブロッコリー 175g
- 牛肉の中東風ステーキ 1食分

オーブンを190度に予熱しておく。

パースニップの皮をむき、細切りにする。オーブン皿の半分にパースニップをのせ、アボカド油をはけで塗り、海塩とコショウを振る。

オーブン皿のもう半分にブロッコリーを敷きつめ、残りのアボカド油と海塩とコショウを振りかける。12〜15分焼く。

牛肉の中東風ステーキに添える。

牛肉の中東風ステーキに、ベビーホウレンソウのタヒニドレッシング和え　1食分

- ベビーホウレンソウ 60g
- レッドオニオン（薄切り）35g
- カリフラワー（細かく刻む）165g
- タヒニドレッシング（209ページ）大さじ1
- 牛肉の中東風ステーキ 1食分

ボウルにホウレンソウ、レッドオニオン、カリフラワー、タヒニドレッシングを入れてよく混ぜ合わせる。牛肉の中東風ステーキをのせる。

地中海風野菜パエリア　2食分

- 海塩 小さじ1
- ターメリック 小さじ2
- カリフラワー 1.6kg
- 黒オリーブ（種を抜いて薄切りする）70g
- アーティチョーク（半分に切って瓶詰めにしたもの）170g
- パセリ（粗みじん切り）大さじ4
- レモンの皮（すりおろしたもの）小さじ1
- エクストラバージン・オリーブ油 大さじ1
- 海塩、コショウ 少々

鍋に1.9ℓの水、海塩、ターメリックを入れて、強火にかける。カリフラワーを入れて、4分ゆでる。ざるに空けて水気をとる。

カリフラワーを、米粒大に刻む。ボウルに入れ、オリーブ、アーティチョーク、パセリ、レモンの皮、オリーブ油を加えて、よく混ぜ合わせる。海塩とコショウを振ってから、温めて食べる。

半分を密閉容器に入れて冷蔵庫で保存し、翌日の昼食に使う。

ソウメンカボチャのローストに、ケールと味噌のペーストをかけて　2食分

- ソウメンカボチャ（中）1個
- ケール（茎のまま）200g
- ニンニク 2かけ
- エクストラバージン・オリーブ油 120ml
- 生アーモンド 50g
- 白味噌 大さじ1
- 海塩 1つまみ

オーブンを180度に予熱しておく。

ソウメンカボチャを縦に半分に切り、種をかき出しておく。

オーブン皿に240mlの水を入れ、ソウメンカボチャを切った面を下にしてのせる。柔らかくなるまで25分焼く。オーブンから出して10分ほど冷ます。

ケール、ニンニク、オリーブ油、アーモンド、味噌、海塩と、大さじ2杯の水をブレンダーかフードプロセッサーにかけてなめらかなペースト状にする。必要に応じて水を加える。

フォークを使ってカボチャの身を皮からそっと外し、そうめんのようにほぐしていく。

ケールと味噌のペースト大さじ6をソウメンカボチャの上にかける。

半分を密閉容器に入れて冷蔵庫で保存し、翌日の昼食に使う。

ビーフ・ボーン・ブロス　2.4リットル分

- 牛骨（できればナックルボーン）1.8kg
- セロリ（薄切り）3本
- ニンジン（薄切り）3本
- 玉ネギ（4つ切り）2個
- ニンニク（半分に切る）1個
- タイム 1束
- アップルサイダー酢 120ml
- 海塩 少々

大鍋に牛骨を入れ、セロリ、ニンジン、玉ネギ、ニンニク、タイム、アップルサイダー酢を加える。2.4ℓの水を入れて、煮立たせる。浮いてきたあくはすくい取る。24時間煮込み、必要に応じて水を足す。

冷ましてから、スープをこす。骨髄が完全に溶け出していることを確かめる。海塩で味を調える。

密閉容器に入れて保存する。冷蔵庫なら5日、冷凍すれば5カ月は保存できる。

チキン・ブロス　2.4リットル分

- 鶏ガラ（首、背、その他の骨）1.4kg
- 玉ネギ（4つ切り）1個
- ニンジン（輪切り）3本
- セロリ（薄切り）3本
- 長ネギ（小 小口切り）1本
- パースニップ（中 薄切り）1本
- ニンニク（半分に割る）1個
- ショウガ（粗みじん切り）1かけ
- タイム 1束
- 黒コショウ 5粒　・ベイリーフ 1枚　・海塩 少々

大鍋に鶏ガラを入れ、玉ネギ、ニンジン、セロリ、長ネギ、パースニップ、ニンニク、ショウガ、タイム、黒コショウ、ベイリーフを加える。2.4ℓの水を入れて、煮立たせる。浮いてきたあくはすくい取る。24時間煮込み、冷ましてからスープをこす。海塩で味を調える。

密閉容器に入れて保存する。冷蔵庫なら5日、冷凍すれば5カ月は保存できる。

アスパラガスのスープ　4食分

- アスパラガス 450g
- アボカド油 大さじ2
- ニンニク（みじん切り）小さじ1
- 長ネギ（薄切り）45g
- チキン・ブロスまたは野菜ブロス 960ml
- ベビーホウレンソウ 30g
- レモンの搾り汁 小さじ1
- 海塩、コショウ 少々

アスパラガスを3等分に切る。大鍋にアボカド油を入れて中火で熱する。ニンニクと長ネギを加え、長ネギが透き通るまで炒める。ブロスを加えて煮立たせる。アスパラガスを入れ、柔らかくなるまで5分ほどゆでる。

ベビーホウレンソウとレモンの搾り汁を加えて、ブレンダーにかけてなめらかにする。海塩、コショウで味を調える。スープは温めても冷やしてもよい。

スープ4分の1を密閉容器に入れて冷蔵庫で保存し、翌日の昼食に使う。

スープ半分は密閉容器に入れて冷凍庫で保存する。

ニンジンとショウガのスープ　4食分

- アボカド油 大さじ2
- ニンニク（みじん切り）小さじ1
- ショウガ（みじん切り）小さじ1
- 玉ネギ（粗みじん切り）40g
- ニンジン（皮をむき、2.5cm厚さの輪切り）450g
- チキン・ブロスまたは野菜ブロス 750ml
- ターメリック 小さじ1　・クミンパウダー 小さじ1/2
- 海塩 少々　・レモンの搾り汁 小さじ1

鍋にアボカド油を入れて、中火で熱する。ニンニク、ショウガ、玉ネギを加え、玉ネギが透き通るまで炒める。ニンジン、ブロス、ターメリック、クミン、海塩を加え、ニンジンが柔らかくなるまで12分ほどゆでる。火から下ろして粗熱をとる。

レモンの搾り汁を加え、ブレンダーにかけてなめらかなクリーム状にする。スープは温めても冷やしてもよい。

スープ4分の1を密閉容器に入れて冷蔵庫で保存し、翌日の昼食に使う。

スープ半分は密閉容器に入れて冷凍庫で保存する。

カリフラワーのスープ　4食分

- カリフラワー 975g
- チキン・ブロスまたは野菜ブロス 480ml
- バター 大さじ1
- レモンの搾り汁 小さじ1
- 海塩、コショウ 少々

鍋にカリフラワーとブロスを入れ、強火で5分煮る。

バターとレモンの搾り汁を加え、ブレンダーかフードプロセッサーにかけてなめらかなクリーム状にする。海塩、コショウで味を調える。スープは温めても冷やしてもよい。

スープ4分の1を密閉容器に入れて冷蔵庫で保存し、翌日の昼食に使う。

スープ半分は密閉容器に入れて冷凍庫で保存する。

グリーンスープ　4食分

- ブロッコリー 350g
- チキン・ブロスまたは野菜ブロス 480ml
- ホウレンソウ 60g
- カシューナッツ 50g
- 海塩、コショウ 少々

鍋にブロッコリーとブロスを入れ、強火で煮る。

ホウレンソウとカシューナッツを加え、ブレンダーかフードプロセッサーにかけてなめらかなクリーム状にする。海塩、コショウで味を調える。スープは温めても冷やしてもよい。

スープ4分の1を密閉容器に入れて冷蔵庫で保存し、翌日の昼食に使う。

スープ半分は密閉容器に入れて冷凍庫で保存する。

ドレッシング

2週間活性化プログラムで何度も使う4種のドレッシングを紹介します。

レモンビネグレット　600ml分

- エクストラバージン・オリーブ油 480ml
- レモンの搾り汁 大さじ8
- エシャロット（粗みじん切り）1個
- ディジョンマスタード 小さじ2
- チャイブ（粗みじん切り）大さじ1
- 海塩、コショウ 少々

オリーブ油、レモンの搾り汁、エシャロット、マスタード、チャイブをボウルに入れてよくかき混ぜる。海塩、コショウを振る。

密閉容器に入れれば、冷蔵庫で2週間保存できる。

アップルサイダービネグレット　600ml分

- アップルサイダー酢 180ml
- エクストラバージン・オリーブ油 360ml
- エシャロット（小 粗みじん切り）2個
- ディジョンマスタード 小さじ2
- 海塩、コショウ 少々

アップルサイダー酢、オリーブ油、エシャロット、マスタードをボウルに入れてよくかき混ぜる。海塩、コショウを振る。

密閉容器に入れれば、冷蔵庫で2週間保存できる。

タヒニドレッシング　480ml分

- タヒニ（ゴマペースト）135ml
- エクストラバージン・オリーブ油 120ml
- レモンの搾り汁（搾りたてのもの）大さじ5
- コリアンダー（粗みじん切り）小さじ3
- 海塩、コショウ 少々

タヒニ、オリーブ油、レモンの搾り汁、水120ml、コリアンダーをブレンダーにかけて、なめらかなクリーム状にする。海塩、コショウを振る。

密閉容器に入れれば、冷蔵庫で2週間保存できる。

アジアンビネグレット　600ml分

- アップルサイダー酢 180ml
- たまり醤油（小麦不使用）大さじ3
- ライムの搾り汁 2個分
- おろしショウガ 小さじ3
- ニンニク（みじん切り）小さじ1と1/2
- ディジョンマスタード 小さじ3
- コリアンダー（みじん切り）大さじ3
- 炒りゴマ油 360ml

アップルサイダー酢、醤油、ライムの搾り汁、ショウガ、ニンニク、マスタード、コリアンダー、ゴマ油をブレンダーにかけてなめらかにする。

密閉容器に入れれば、冷蔵庫で2週間保存できる。

第3章

エクササイズ

ここからは、ワークアウトについて説明します。２週間活性化プログラムで行う、やさしいけれども効果的なものです。老化と体重の増加は、40歳をすぎたら避けられないものと思われがちですが、そうとは限りません。以前のようなエネルギーを取り戻したいなら、体を動かすのがもっとも効果的です。

このワークアウトは正式なもので、生理学の基本的な知識に基づいており、体が必要としているものを与え、ＤＮＡが秘めている本当の力を呼び覚ます、さまざまな方法を取り入れました。

ジム・クラーリー（パーソナルトレーナー）

ケレン・デイ博士（アクティブ・リリース・テクニック指導者）

忙しい人のことを考えて、短時間で簡単にできる、効果的なものにしました。ウォームアップからクールダウンまで、一日30分のメニューを週に5日行います。またメニューには、次の5つの目標を定めました。

1　体幹サポート
2　筋力
3　柔軟性
4　筋膜リリース
5　有酸素運動

リップマン先生がすすめる食事療法は、人によってはやや厳しい場合があると思います。甘いものやコーヒーが好きな人は、体が慣れてくるまでは、つらいと感じることでしょう。それを念頭に置いて、2週間で行うプログラムは、無理なくできるものを目指しました。小さな一歩から始めて、自分の体に変化を起こしましょう※。

2週間活性化プログラムが終わった後は、活力に満ちあふれた、健康な体になっているはずです。ここからはもっと激しい運動に取り組みましょう。できる限りすばやく動き、セットの合間の休憩を省略すれば、そのまま本格的な有酸素運動になります。有酸素運動は心臓血管系に適度な負荷をかけることで、心臓や肺の機能を高める運動です。しかも、このワークアウトは、腕、肩、腰、足など周辺の筋肉を存分に動かすことで、ジョギングなどの有酸素運動よりも高い効果が得られるようになっています。

※すでに定期的に激しい運動を行っている人は、その運動を続けてもかまいません。

必要な器具

●フォームローラー

●タイマー

ワークアウトにはたくさんの器具は必要ありません。そしてどれも、値段が安くて軽く、持ち運びに便利なものばかりです。フォームローラーは、発泡ゴム製の長い筒で、これを使って筋膜リリースを行います。このほかにタイマーがあると、秒数を計るのに便利です。時計の秒針を見てもいいし、スマートフォンを使ってもかまいません。トレーニング用に時間を計ることができるアプリもあるので、試してみてください。

2週間活性化プログラム：ワークアウトメニュー

ウォームアップ：肩のストレッチとボックス・ブリージング

①硬く平らな床に、仰向けに寝る。両腕は頭の上へ、足はできるだけ遠くへ伸ばす。
②4まで数えながら、鼻からゆっくりと息を吸って、息を腹部にためる。一方の手を下腹にのせて、息を吸ったときに腹部が上がってくるのを感じる。
③4秒間、息を止める。
④4まで数えながら、息を吐く。
⑤これを2分間、繰り返す。

時間があって、この呼吸法でリラックスし、活力が湧いてくると感じる人は、好きなだけ繰り返してよい。

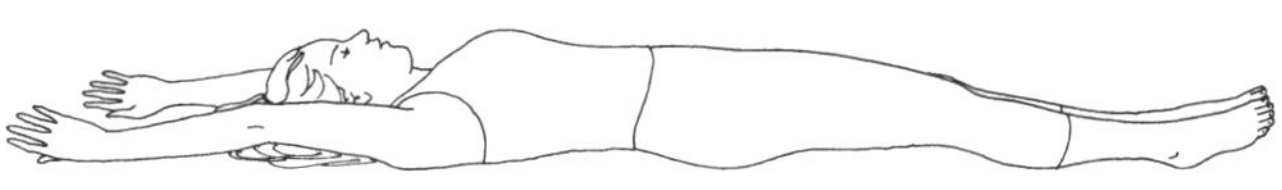

足首の可動域を広げる 1

①壁に向かって立つ。
②片方の足の母指球を壁に当て、体を少し後ろに傾ける。
③膝をまっすぐ伸ばしたまま、体を壁に近付ける。10秒間その姿勢を保つ。
④体を壁から離す。5秒間、リラックスする。
⑤これを7回繰り返す。
⑥反対側の足も同様に8回繰り返す。

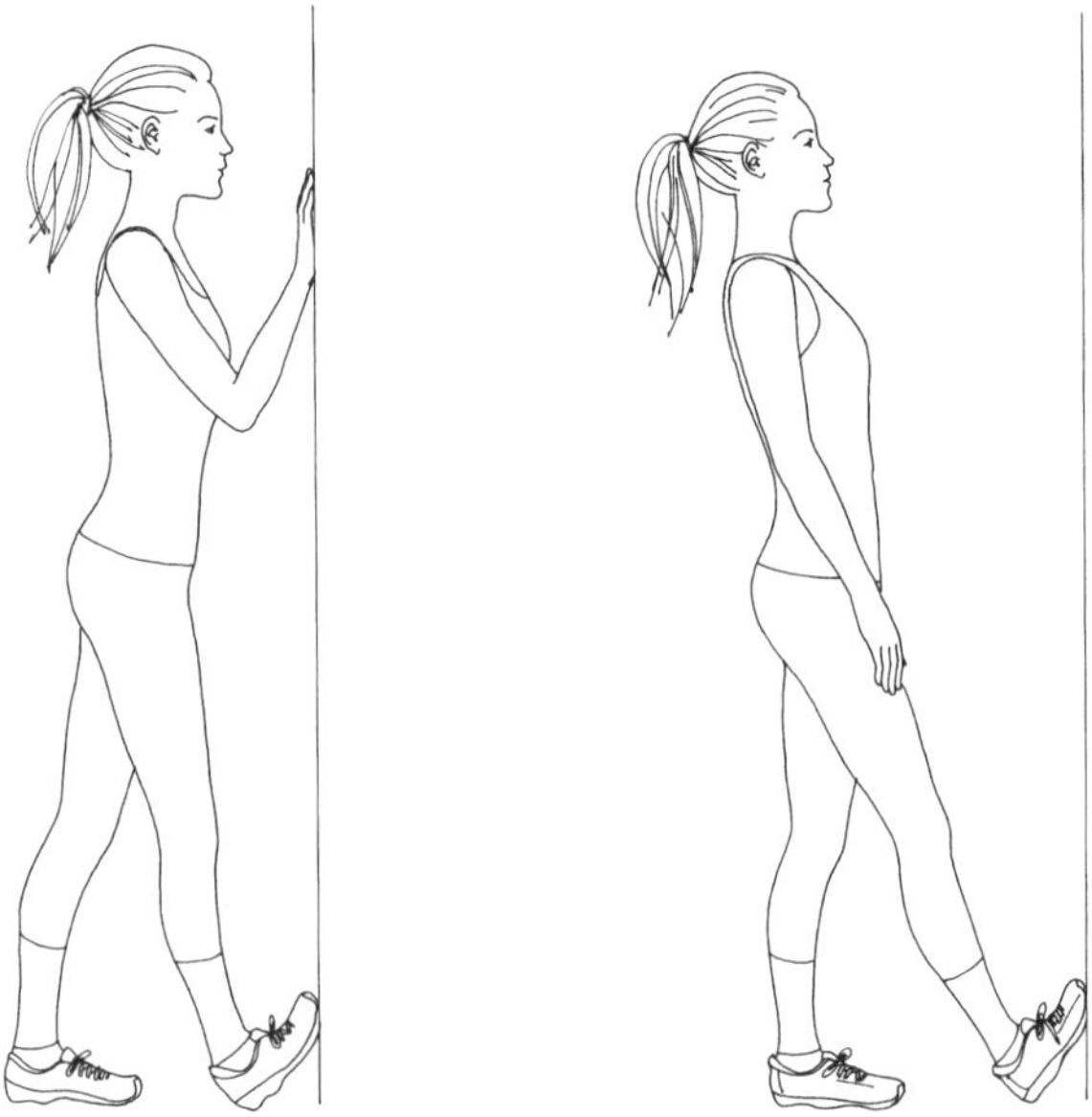

足首の可動域を広げる 2

①椅子に浅く腰掛ける。

②片方のつま先を立てて、足の甲からすねまでのストレッチをする。

③10秒間、その姿勢を保つ。その後、5秒間、リラックスする。

④これを8回繰り返す。

⑤反対側の足も同様に9回繰り返す。

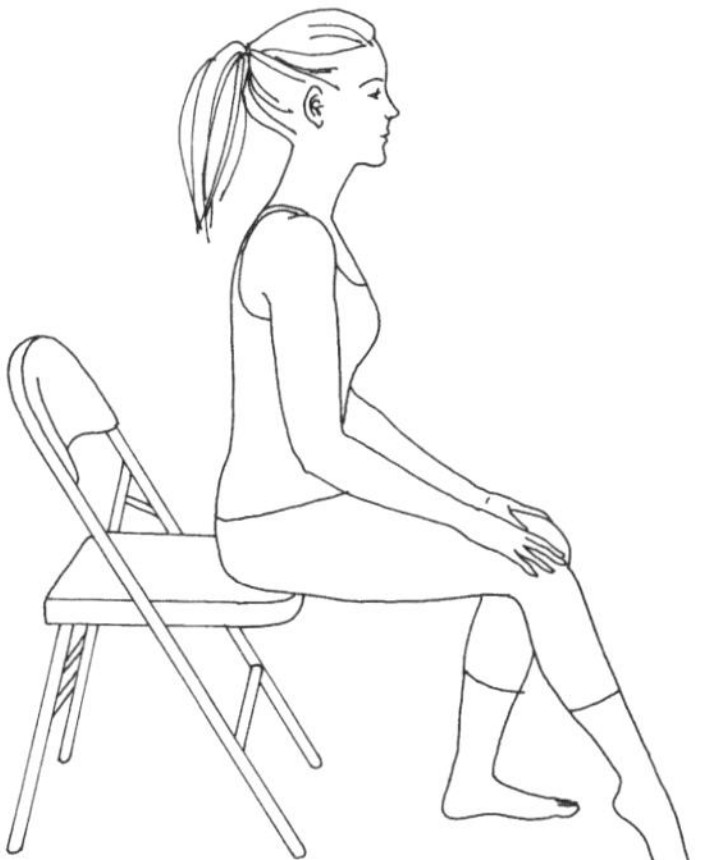

ハムストリング（太ももの裏側）のストレッチ

①椅子の後ろに立つ。
②両手を背もたれに乗せ、少し膝を曲げる。
③あごを水平に保ったまま、背中を伸ばす。体幹を引き締める。ゆっくりと膝をまっすぐにしながら、ハムストリングを伸ばす。
④10秒間、ハムストリングを伸ばした姿勢を保つ。
⑤5秒間、リラックスする。
⑥ストレッチとリラックスを8回繰り返す。

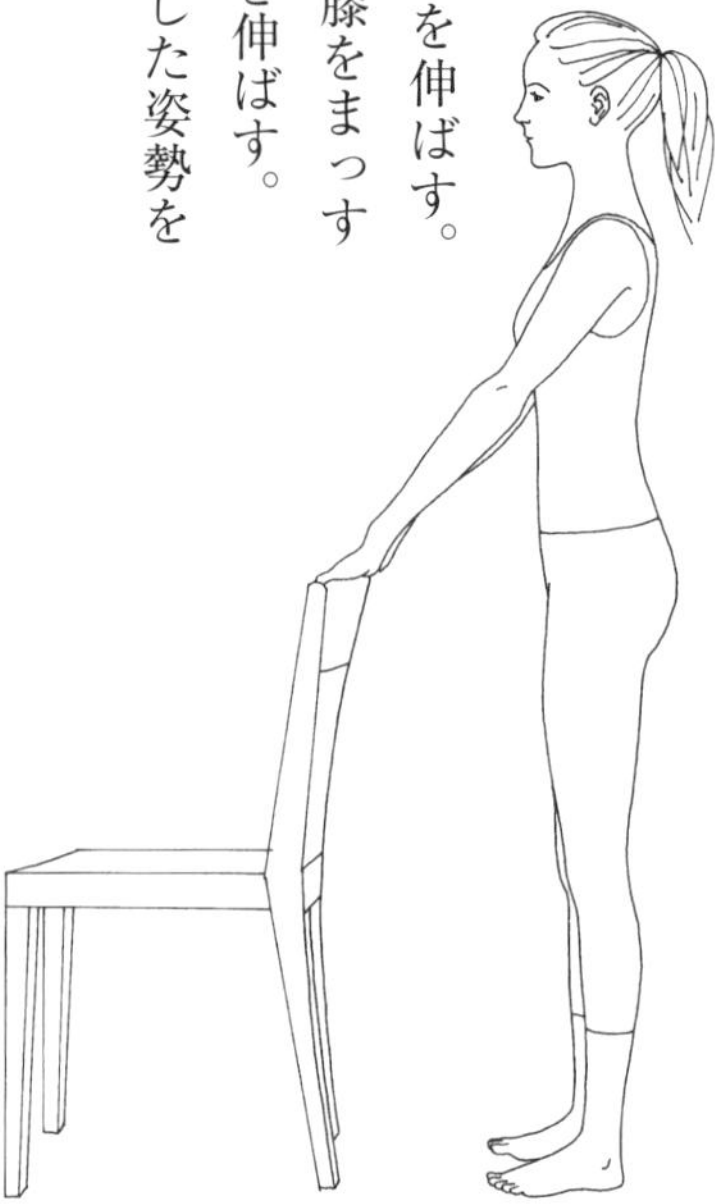

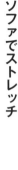

ソファでストレッチ

①ソファに左膝を乗せる。膝から下を伸ばして、足の甲を背もたれにつける。
②右足は床につける。
③ゆっくりと上体を立てて「ニュートラル・スパイン」※の位置までもっていき、背中

をまっすぐ伸ばす。

④ 上体を立てるときに、臀部と腹筋を締める（左記の注意をご覧ください）。

⑤ 2分間、その姿勢を保つ。

⑥ 反対側でも同じことを2分間する。

※「ニュートラル・スパイン」とは、肩を後ろに引き、あごは上げたり下げたりせず水平にして立った姿勢のことを言います。こぶしを、あごと鎖骨の間に入れて、正しい位置になっているかどうか確かめてみてください。あごが上がりそうになっても、水平な位置を保ちます。

注意：この姿勢がとりづらい人や、もっと楽な姿勢でやりたい人は、右膝をソファから離してみてください。膝を離すほど、ストレッチが楽になります。ただし、離しすぎないようにしてください。ちょっときついと思うくらいの位置にしましょう。自分のペースに合わせて、少しずつ難易度を上げていき、最終的には完全なストレッチを目指しましょう。

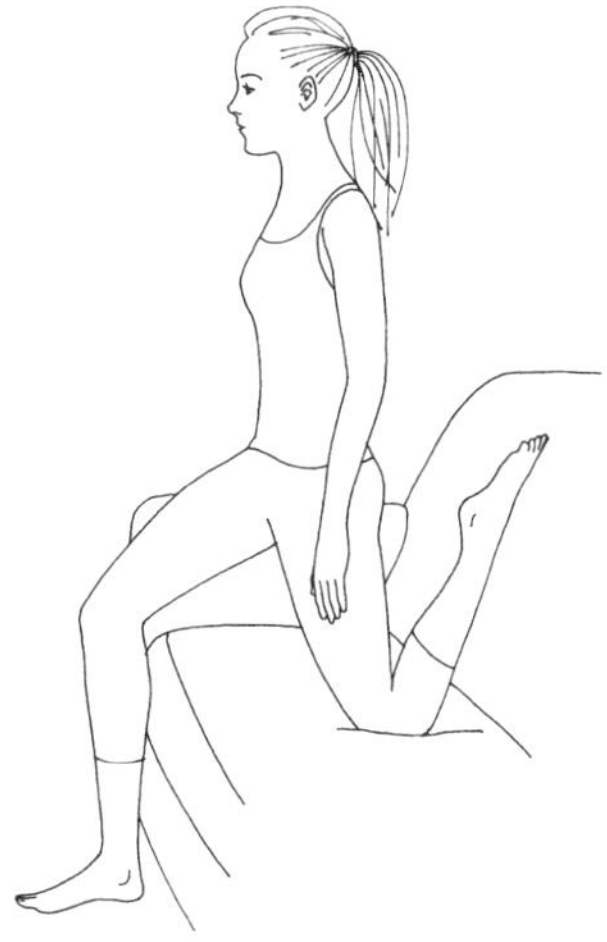

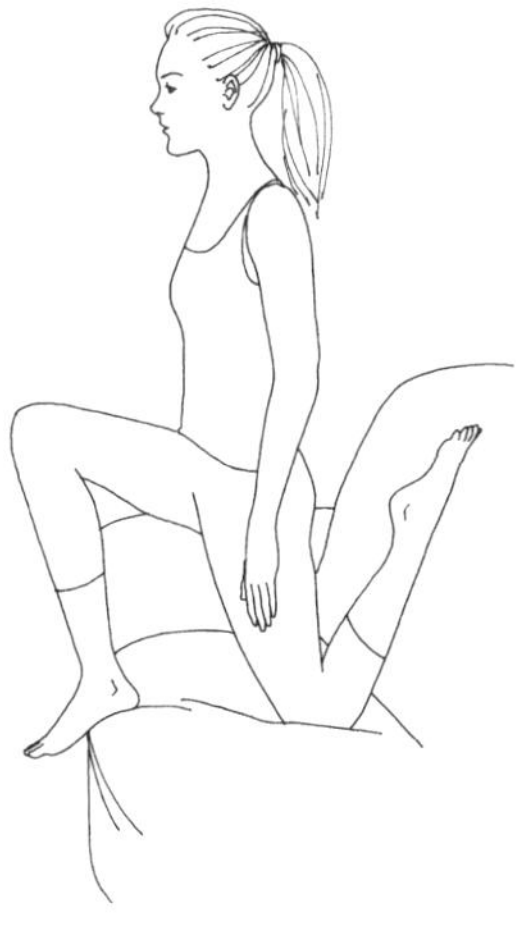

Vシット

①床に腰を下ろし、膝を軽く曲げる。背筋を伸ばしたまま、足を前方に伸ばしていく。

②両足をゆっくりと、広げられるところまで広げ、膝を伸ばす。

③10秒間、足と背筋を伸ばした姿勢を保つ。

④膝を軽く曲げて、5秒間、リラックスする。

⑤息を吐きながら、腰のところから体を前に倒し、ちょっときついと思うところまで前屈する。このとき、背中を曲げずに、腰が前の方にカーブした「腰椎前彎《ようついぜんわん》」の状態を保つ。

⑥10秒間、前屈の姿勢を保つ。※

⑦ゆっくりと上体を立てて、5秒間、リラックスする。

※この姿勢のときには、腰部筋肉が働き、周辺に自然なくぼみができます。腹部は引き締めたままにしましょう。腰部筋肉の位置がよくわからない人は、床にうつぶせに寝て、両手を頭の上に伸ばし、両腕と両足を床から浮かせてみてください。このとき腰にくぼみ

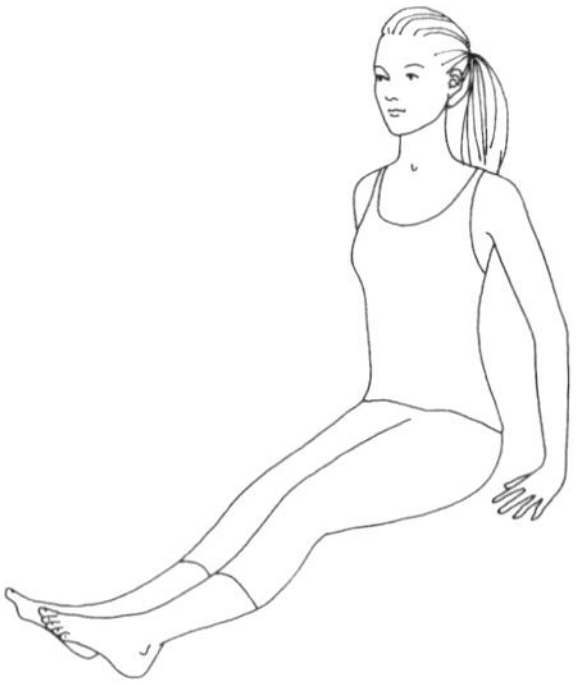

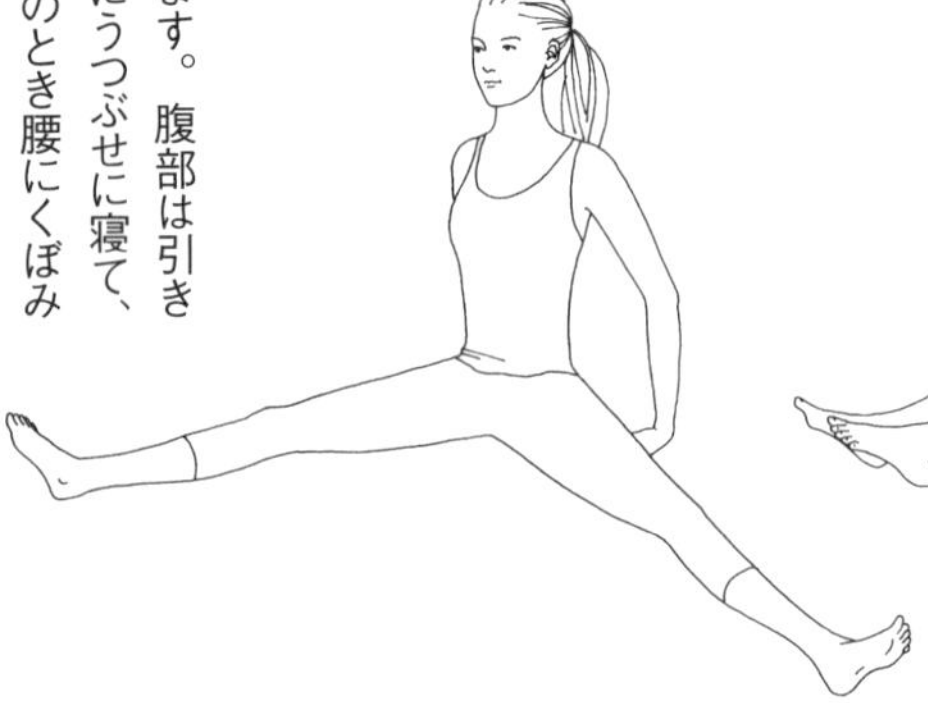

のできる部分が腰部筋肉です。このエクササイズをするときには、腰部筋肉を意識してください。

ウォール・シット

①ザラザラしていない壁を背にして立つ。
②足を1歩分、壁から離す。
③背中を壁につけたまま滑らせて、椅子に腰掛けたような姿勢になる。
④「ここだ」という高さが見つかったら、30秒間、その姿勢を保つ。※立ち上がって体を揺らし、5秒間、リラックスする。
⑤姿勢の維持とリラックスを2セット繰り返す。

※この姿勢を30秒間維持しますが、自分でやりやすい高さを見つけてください。筋力がついてくるにつれて、より低い位置でできるようになるでしょう。どのくらいの高さがいいかは、自分で判断してください。ただし、やりすぎは禁物です。

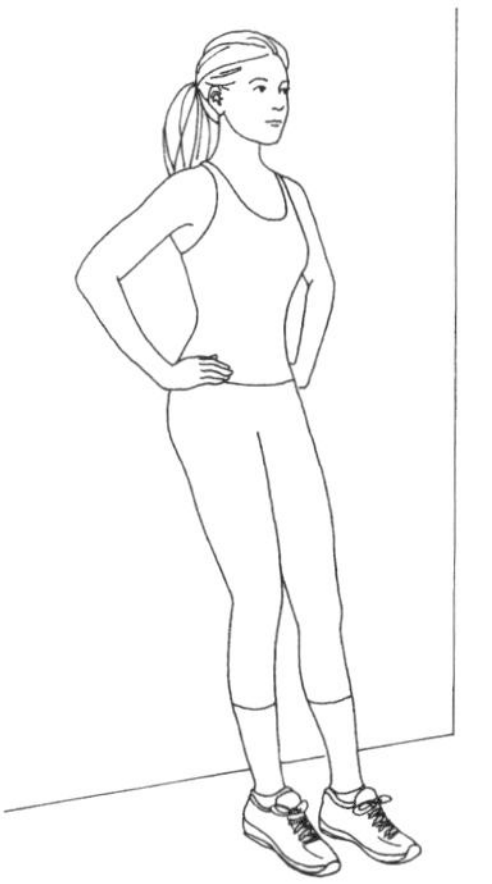

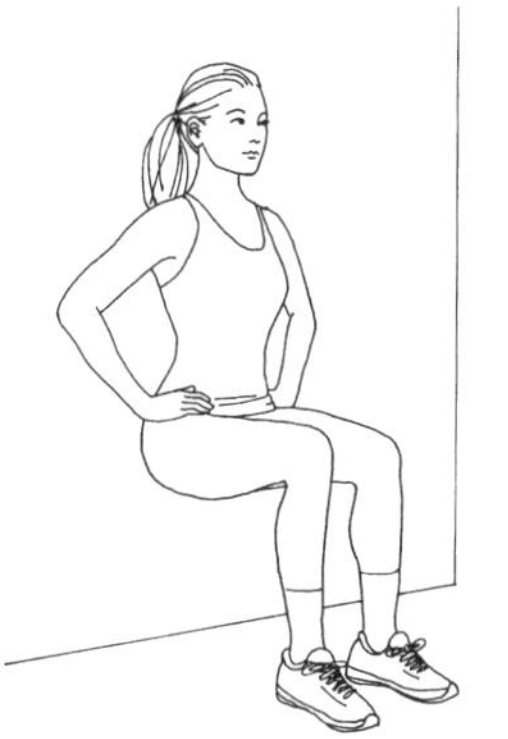

プランク

①床に両手と両膝をつく。

②肘から先を床につける。手のひらを下に向け、両腕は平行にする。肘の位置は肩の真下に。

③膝を床から上げ、つま先と前腕だけが床についているようにする。頭、肩、腰、膝までが一直線になるようにする。それが難しいときには、枕を膝の下に置き、前腕と膝を床につけて同じことを行う。この姿勢を30秒間保つのが目標※。

④30秒間、姿勢を維持できたら、5秒間、リラックスする。姿勢の維持とリラックスを3セット繰り返す。

※筋力がついてくるにつれて、より低い位置でできるようになるでしょう。どのくらいの高さがいいかは、自分で判断してください。ただし、やりすぎは禁物です。

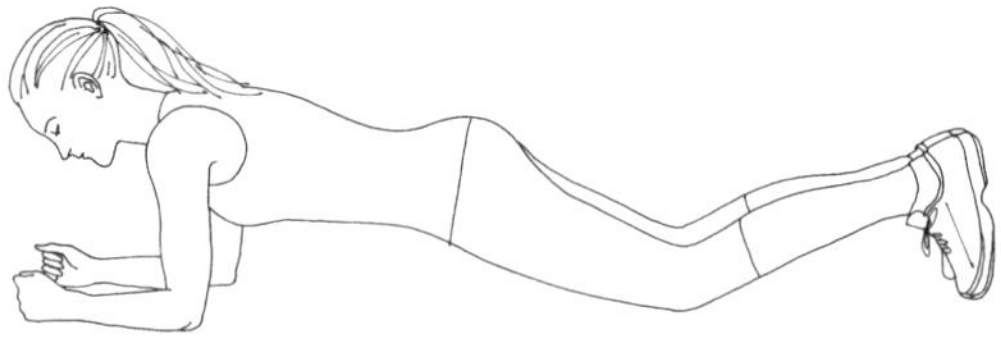

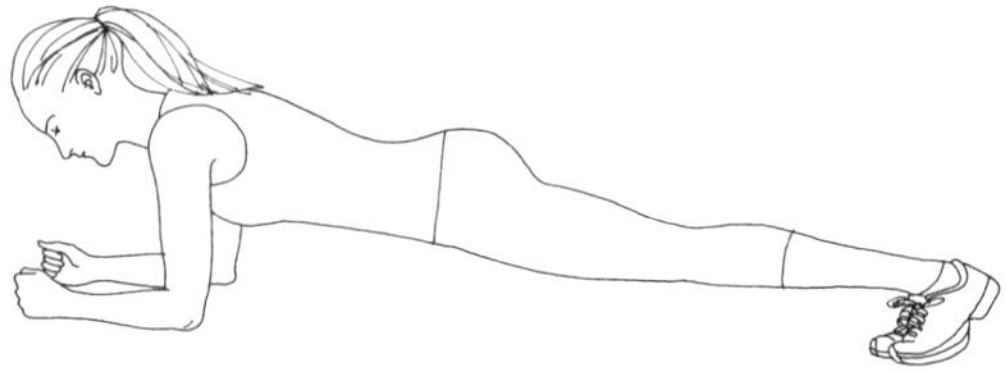

クールダウン：筋膜リリース

次の3つのエクササイズをすべて行ってください。

腸脛靭帯《ちょうけいじんたい》のフォームローリング

①横向きに寝て、大転子（大腿骨上端の横に出っ張った部分）の真下にフォームローラーを入れる。両腕はまっすぐに伸ばす（位置を調整するときだけ、腕を曲げる）。

②足の下でゆっくりとフォームローラーを転がして、膝関節の上あたりで止める。それより先まで転がしたり、膝関節の骨が集まっている部分を押したりしないように。敏感な部分なので、痛みや炎症の原因になる。

③動きはゆっくりと。一方に進むのに8秒～10秒はかけること。

④片方の側で3、4回ずつ繰り返す。一日おきにすると特に効果的。

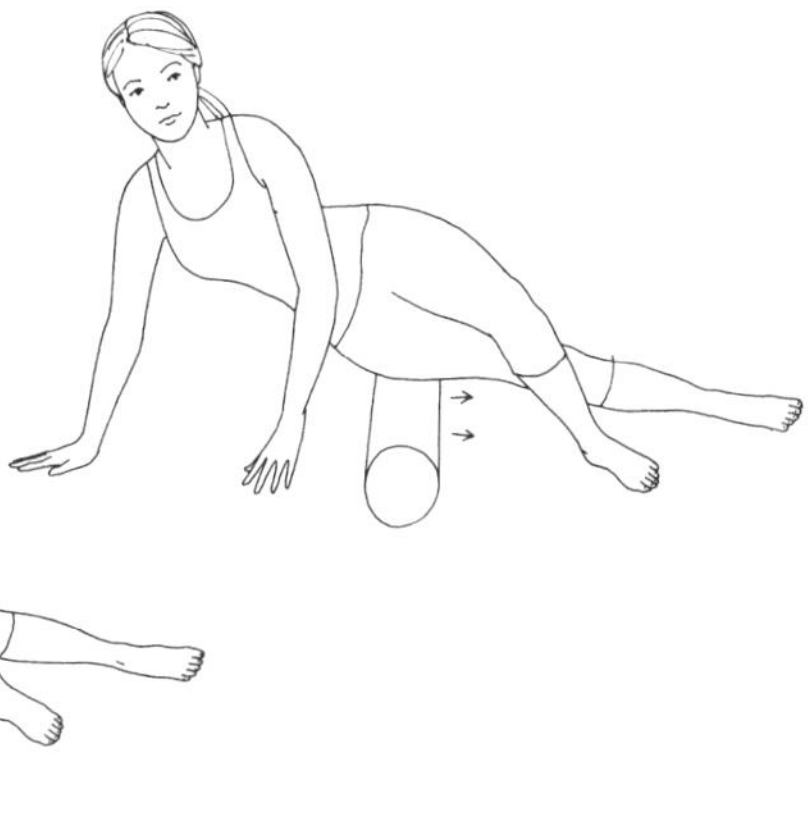

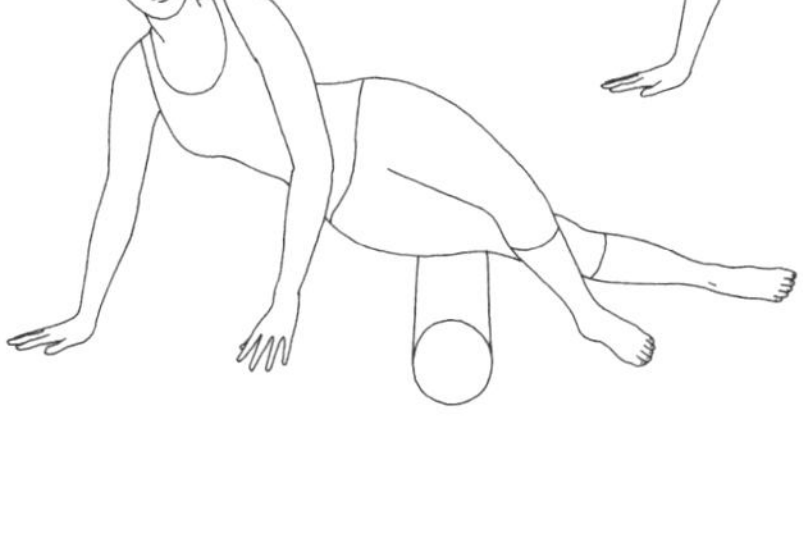

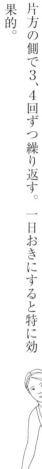

腰《よう》方《ほう》形《けい》筋《きん》のフォームローリングとカウンターストレッチ

①横向きに寝て、腸骨稜（腰に手を当てたときに触る骨盤の一番上の部分）の真下にフォームローラーを入れる。

②フォームローラーを肋骨の方へゆっくり転がす。

③ローラーが肋骨と骨盤の中間まで来たら、上の腕をゆっくりと頭の上に持っていき、少し体を反らす。行けるところまで行ったら、またゆっくりと元に戻す。8秒～10秒かけて行う。

④この動きを片方につき3、4回ずつ繰り返す。一日おきにすると特に効果的。

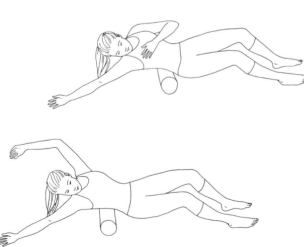

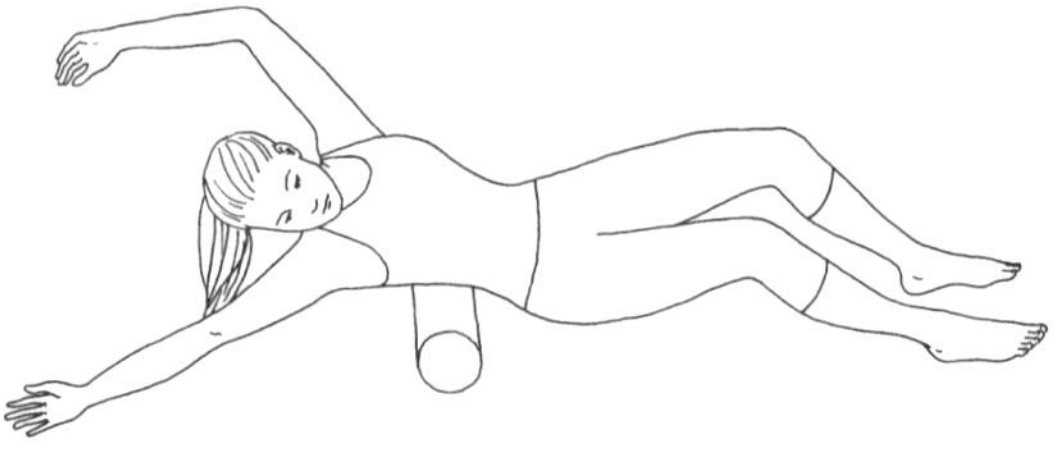

胸筋のストレッチと、菱形筋から中背部にかけてのカウンターストレッチ

①床に置いたフォームローラーの上に縦向きに寝る。後頭部と仙骨（骨盤の後ろにある骨）がローラーの上にちゃんと乗るようにする。

②両腕を左右に伸ばしてTの字を作る。バランスをとるには、両膝を曲げたままにするとよい（腰幅くらいに開く）。

③ゆっくりと右腕を天井に向けて上げていき、反対側の肩の上まで来るようにする。8秒～10秒かけて行う。

④両腕でそれぞれ5回繰り返す。

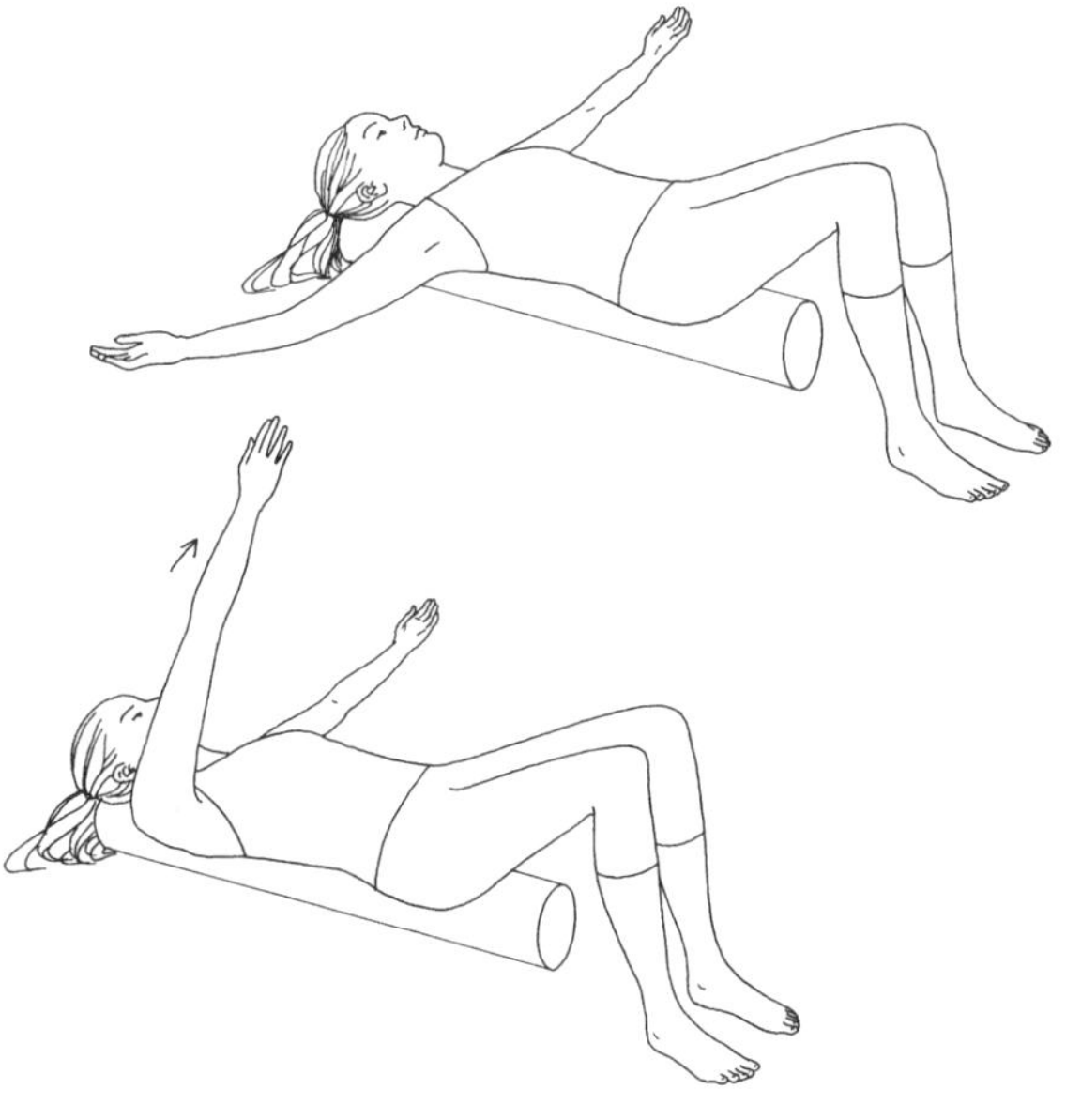

第4章
ストレス解消法

マインドフルネス呼吸法と瞑想

4―7―8呼吸法

所要時間：約1分

①舌の先を、上の前歯と歯茎との境目につける。
②音を立てながら、息を全部吐き切る。
③口を閉じ、4まで数えながら、鼻から息を吸う。
④息を止め、7まで数える。
⑤8まで数えながら、口から息を吐く。
⑥これを4回繰り返す。

マインドフルネス呼吸法

所要時間：10分

①邪魔の入らない、静かで居心地のよい場所を選ぶ。
②タイマーを10分にセットする。
③楽な姿勢で座る。床の上であぐらをかいても、椅子に座ってもいい。また、床に座る場合には、クッションを敷いてもかまわない。背筋をまっすぐに伸ばす。
④息を吸うときと吐くとき、それぞれに注意を向ける。この呼吸法は、コントロールしたり、ゆっくりと呼吸したりするものではなく、自分の意識を向けることだけを目的としている。小鼻のあたりで、呼吸を感じるようにする。
⑤この呼吸法をしている間に、自分の呼吸から注意がそれることがあっても気にしないように。また息を吸うときと吐くときとに注意を向け直せればいい。

瞑想

所要時間：10分

①邪魔の入らない、静かで居心地のよい場所を選ぶ。
②タイマーを10分にセットする。

③楽な姿勢で座る。床の上であぐらをかいても、椅子に座ってもいい。また、床に座る場合には、クッションを敷いてもかまわない。背筋をまっすぐに伸ばす。
④注意を向ける対象を決める。「オーム」などのマントラ（真言）を唱えても、満月やバラの花など、気分を高めてくれるイメージをもってもいい。
⑤そのマントラやイメージに集中しながら瞑想を始める。瞑想中に、対象から注意がそれることがあっても、また注意を向け直せばいい。

リストラティブ・ヨガ

ここではリストラティブ・ヨガのポーズを3つ紹介します。体が疲れていると感じたときに行うと効果があるでしょう。

ボビー・クレネル

横たわった合蹠《がっせき》（足の裏を合わせること）**のポーズ**

所要時間：1～10分

効果：股関節周辺の緊張を解き、腰をリラックスさせる。腹部の緊張を解く。血圧が整う。生理痛が和らぐ。疲れがとれる。

①ヨガマットの上に、両足を前に伸ばして座る。背中を支えるため、ボルスター（体を支えるための長枕）や四角く畳んだブランケットを置く。さらに、頭を支えるため、端の方にブランケットを置く。輪にしたヨガベルトを手元に置いておく。

②両手を丸めて、指を床につける。背筋を伸ばして、恥骨（骨盤の前にある骨）と仙骨を平行に揃える。肩甲骨を下げ、胴体の前側を、胸骨の一番上まで長く伸ばすようにする。

③膝を曲げ、両足の裏を合わせ両膝を外側に倒していく。輪にしたヨガベルトに頭から体を通し、腰のあたりにかける。両足にヨガベルトをかけ、両足を自分の方に近付けてからベルトを締める。

④両手を体の後ろについて、背骨の下の方からボルスターへもたれかかるようにする。このとき、最初は両手で体を支え、次は肘で支えるようにする。

⑤頭が後ろに傾いたり、ブランケットから落ちたりしないようにする。また、体が左右のどちらにも傾かないように、ボルスターや畳んだブランケット全体に、左右均等に体重がかかるようにする。

⑥両腕を肩から外側へ広げ、両肩を下げて首を長くする。手のひらは上に向ける。太ももの内側をさらに両側に広げる。

⑦ 顔の筋肉、両眼、舌の力を抜く。鼠径部を骨盤に深く落ち着かせるようにする。鼠径部を床に近付けていくのにつれて、膝も床に近付いていく。

⑧ 最初はこのポーズを1分間続ける。それから徐々に5分、10分と時間を長くしていく。ポーズを終えるときには、まず両手で押して太ももを閉じ、両足からヨガベルトを外す。次に、どちらかの側に寝返りを打ち、そのまま2、3分待ってから、頭が最後になるように床から起き上がる。

ヨガベルトがないときは、壁に向かって座って、同じようにポーズを行います。爪先を外側に向け（足の裏はつけたままで）、壁に押し付けます。こうすれば、足が体から離れていくことがありません。太ももの内側が引っ張られて痛いようなときには、巻いたブランケットを太ももの下に入れて支えにします。

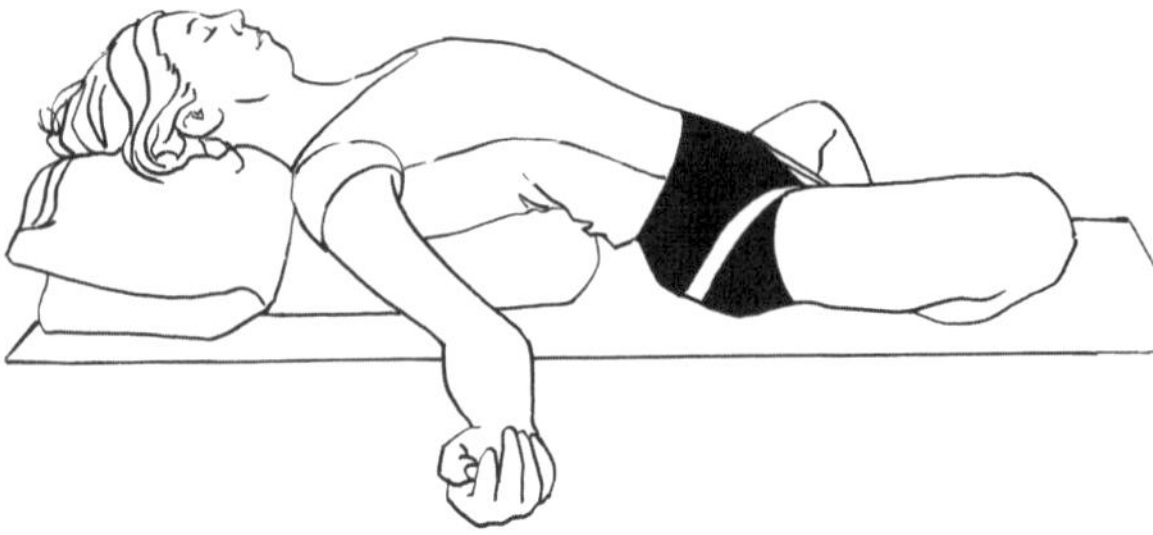

逆さまのリラクゼーションポーズ

所要時間：5〜10分

効果：血圧が整う。足がむくんだり、足の静脈が浮き出たりしなくなる。足全体の疲れが回復する。腰痛や呼吸器疾患が軽減される。不安が和らぐ。軽いうつ病や不眠症を緩和する。

①ヨガマットを縦向きにして、壁につけて敷く。ボルスターか畳んだブランケットを横向きにして、壁から数センチメートル離れた場所に置く。

②壁に背中を向けて、マットの横で膝立ちになる。

③ボルスターの上に体を横向きに倒していき、おしりを軸にして体を回転させ、足を壁の方へ持ち上げる。骨盤をボルスターに乗せ、かかとと坐骨を壁につける。

④頭と肩をマットにぴったりとつけ、両腕を外側に広げて、手首から先は力を抜く。両足を垂直の状態に保つ。

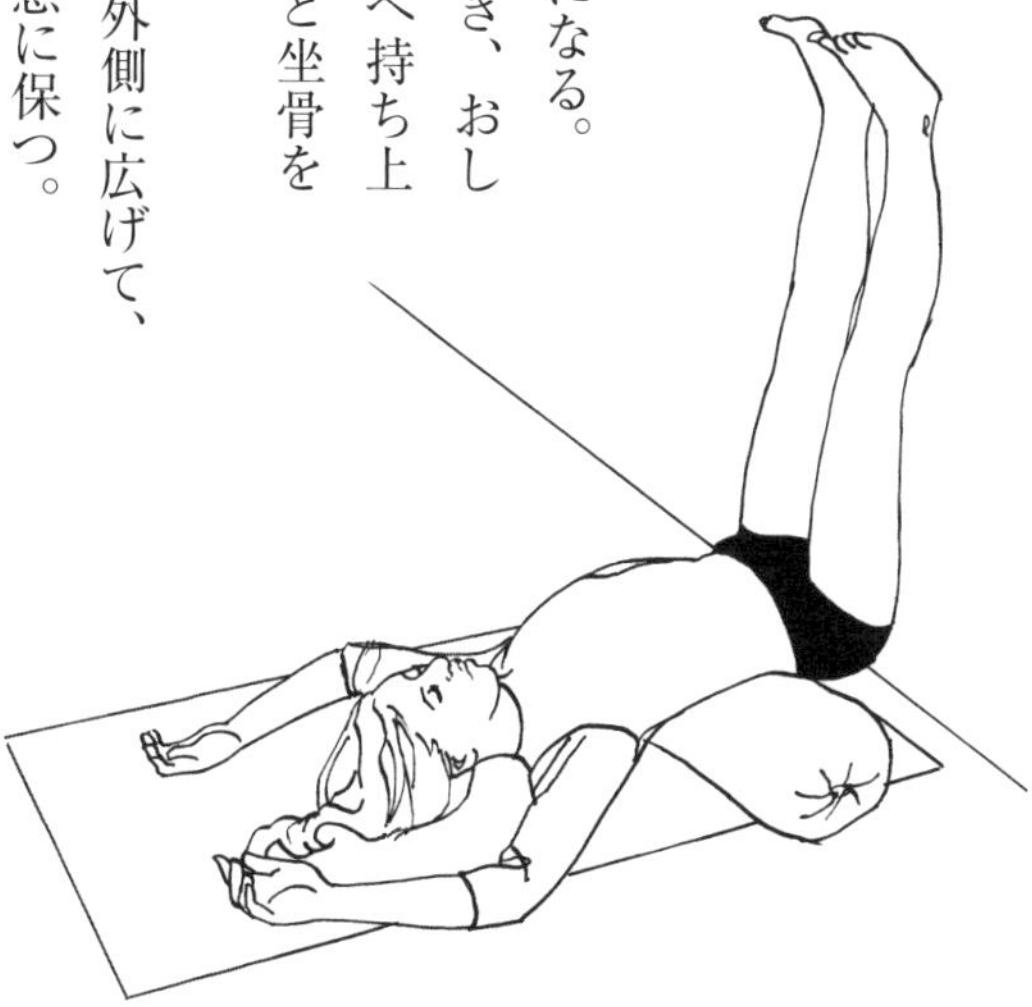

⑤腹部の重さを、骨盤の後ろの方にかけていく。
⑥両眼の力を抜き、胸のあたりを見下ろすようにする。
⑦このポーズを5～10分続ける。ポーズを終えるときには、壁から離れながら、ボルスターから降りる。足を組んで、そのまましばらく待つ。足を組み替えて、またしばらく待つ。次に、左右どちらかに寝返りを打ち、そのまま2、3分待ってから、頭が最後になるように起き上がる。

仰向けのリラクゼーションポーズ

所要時間：5～10分
効果：胸郭が開く。鼻詰まりが軽減される。呼吸への意識やパターンが改善される。神経、心や体がリラックスする。

①ヨガマットの上に膝を立てて座り、背中を支えるため、ボルスターや四角く畳んだブランケットを縦向きに置く。さらに、頭を支えるため、端の方に畳んだブランケットを置く。
②肘を後ろにつきながら、体を倒していく。背中がボルスターの中央にのるようにする。

③両足を伸ばす。注意深く、片方の足から順番に、太もものの裏側とふくらはぎの中心を床につけていく。両足の爪先を外側に向ける。

④背中から首までを伸ばし、後頭部の中央をブランケットにのせる。両腕を下向き45度の角度で開き、手のひらを上に向ける。両肩を耳から離すようにする。

⑤意識して、筋肉や関節をリラックスさせる。五感を休ませる。顔の皮膚をリラックスさせる。両眼、舌、のどの力を抜く。完全に力を抜くこと。呼吸は静かにゆっくりと。

⑥このポーズを5～10分続ける。ポーズを終えるときには膝を曲げ、ボルスターの上で右側へ寝返りを打ち、そのまま2、3分待ってから、頭が最後になるように床から起き上がる。

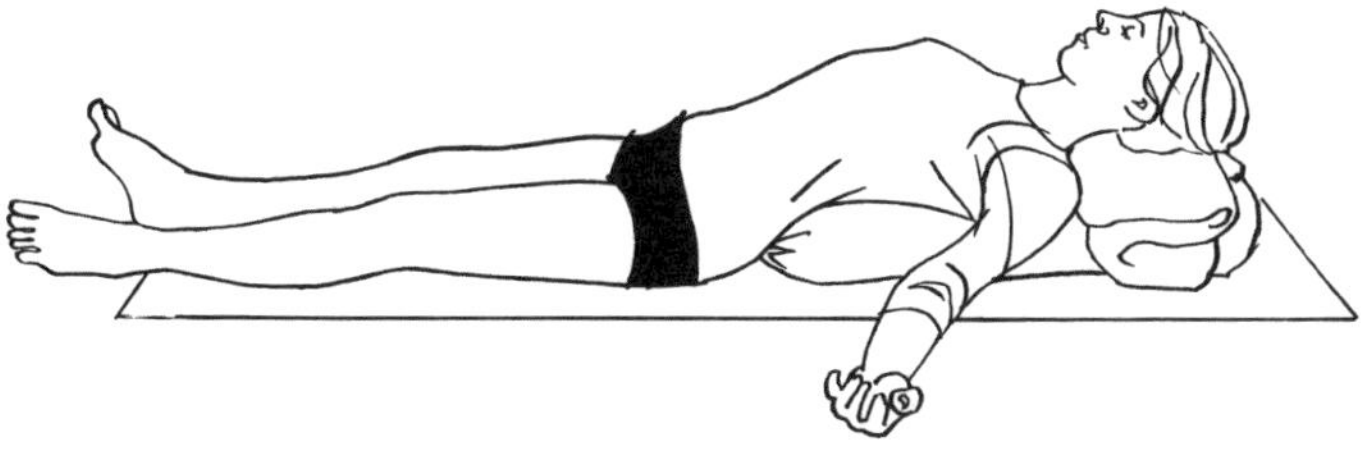

筋力をつけるヨガ

毎日のストレス解消のためにリストラティブ・ヨガを紹介しましたが、ここでは、もっと筋力をつけたいと考えている人のためのヨガを取り上げています。

ボビー・クレネル

立位前屈のポーズ

効果：筋力をつけるポーズに入るときのウォームアップとして。骨盤や背骨の柔軟性を高める。精神的な緊張や、肉体的な疲れを解消させる。

① ヨガマットの上で背筋を伸ばして立つ。足は腰幅くらいに開く。

② 足をしっかりと踏ん張り、両腕を頭の上まで上げて、手のひらを前に向ける。息を吐きながら体を前に倒し、腰のところで二つ折りになる。

③ 両手を伸ばして、足の前の床に全部の

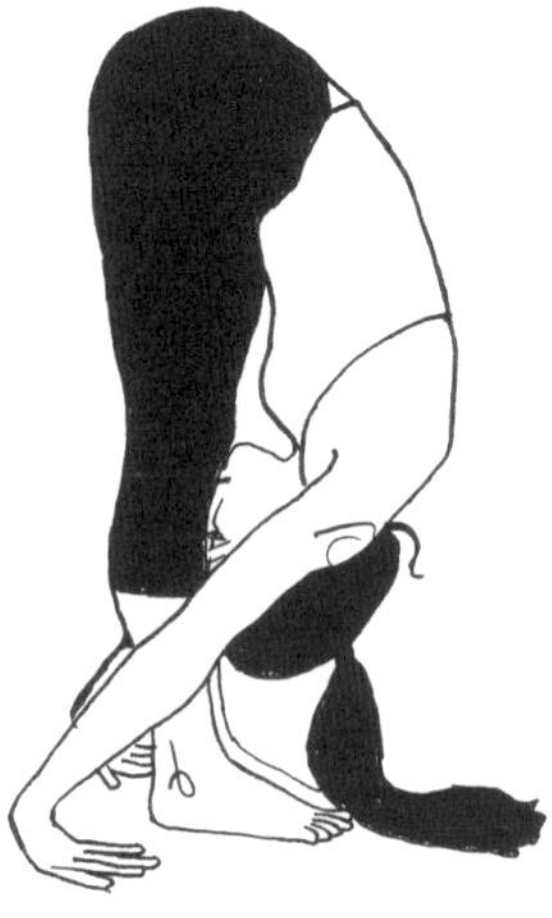

指をつけ、上の方を見る。1、2回呼吸をする。

④息を吐くときに、胴体を伸ばし、頭を床の方へ近付ける。さらに深く体を曲げるために、太ももの内側を骨盤の方へ引き上げ、坐骨も持ち上げる。できる人は、指を自分の方に向けて床に手をつける。呼吸をするごとに気持ちを落ち着かせる。このポーズを20~30秒保つ。

膝を曲げないと手が床に届かない人は、ふくらはぎをつかむか、ヨガブロックを置き、そこに手をついてもかまいません。また、椎間板ヘルニアの人は、頭を床に近付ける最後のポーズはしないでください。

三角のポーズ

効果：足、腕、背骨、胸の筋力と柔軟性を高める。

①ヨガマットの上でまっすぐに立つ。

②息を吐きながらジャンプした後、両足を左右に3足半から4足分開く。両腕を外から振り上げて開く。両腕と両足をいっぱいに伸ばし、胸を引き上げる。

③左足を内側に、右足のつま先を外側に向ける。2、3回呼吸をする。

④息を吐きながら、体を右足の方へ倒していく。

⑤右手で右のすねを持つ。その状態のまま、両足を踏ん張り、膝頭を引き上げる。

⑥骨盤を前に押し出し、腰、胴体、左肩を後ろへとひねる。左腕を上げて、顔を上に向ける。

⑦右手を離して床に触ってみる。このとき、骨盤を前に押し出したままで、足から肩までを一直線上に揃える。このポーズを20～30秒保つ。足を替えて同じポーズをする。

このポーズが少しきついときには、肩からおしりまでを壁につけてやってみましょう。また、肩、腰、足を一直線上に揃えるために、ヨガブロックを置き、そこに手をついてもかまいません。

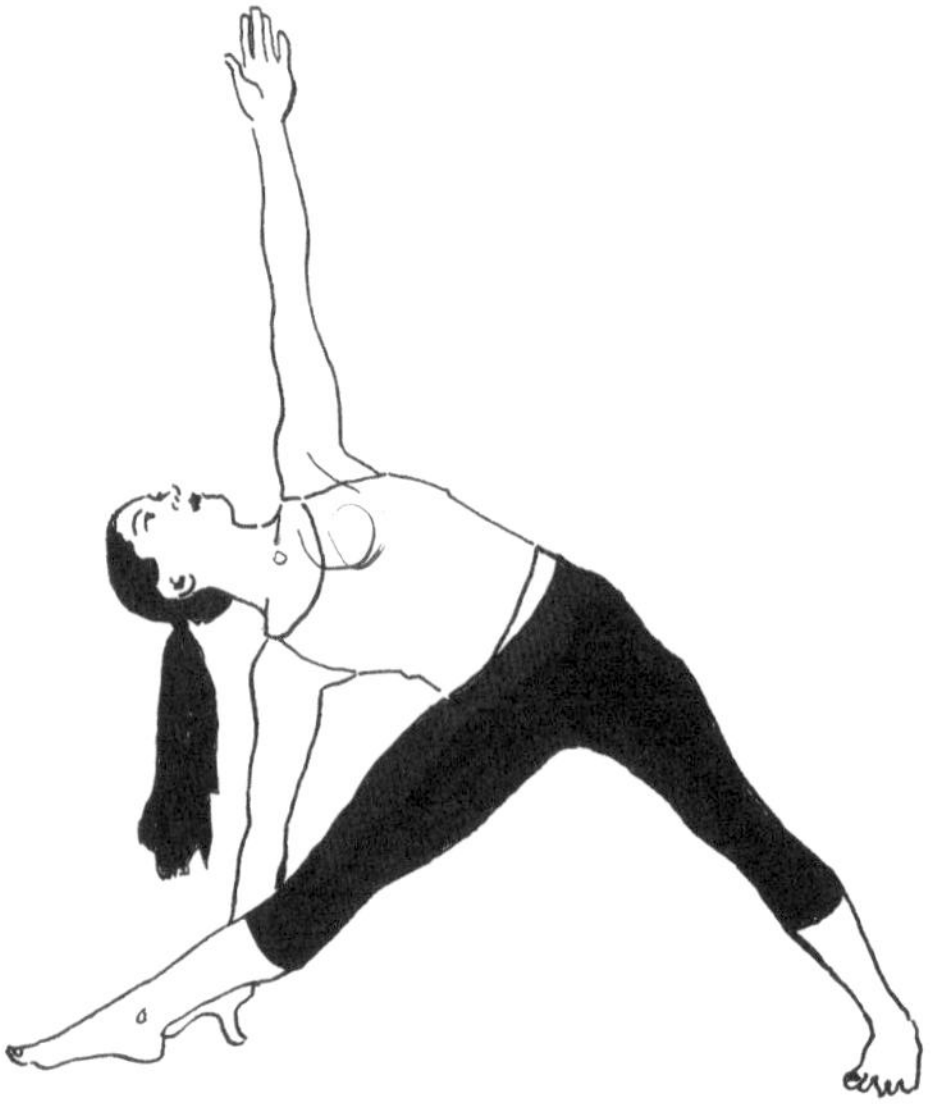

体の脇を伸ばすポーズ

効果：足、腕、背骨、胸の筋力と柔軟性を高める。腹筋やわき腹の筋肉を整える。

①ヨガマットの上でまっすぐに立つ。

②息を吐きながらジャンプした後、両足を4足から4足半分、左右に開く。両腕を外から振り上げて開く。両腕と両足をいっぱいに伸ばし、胸を引き上げる。2回呼吸をする。

③左足を内側に、右足を外側に向ける。足をしっかりと保ち、息を吐きながら、右膝を90度になるまで曲げていく。すねを床から垂直に、太ももを床と平行にする。右手を、右足の外側で床につける。

④左腕を上げる。尾骨は骨盤の後ろ側にしまい込む。右膝を押し、すねを引いて、足首から一直線に並ぶようにする。

⑤左足を床にしっかりと踏ん張る。手のひらを内側に向け、左腕を耳の上にかぶせるようにして、顔を上に向ける。

⑥穏やかに呼吸をしながら、このポーズを20～30秒保つ。足を替えて同じポーズをする。

手を床につけられない人は、ヨガブロックを置き、そこに手をついてもかまいません。

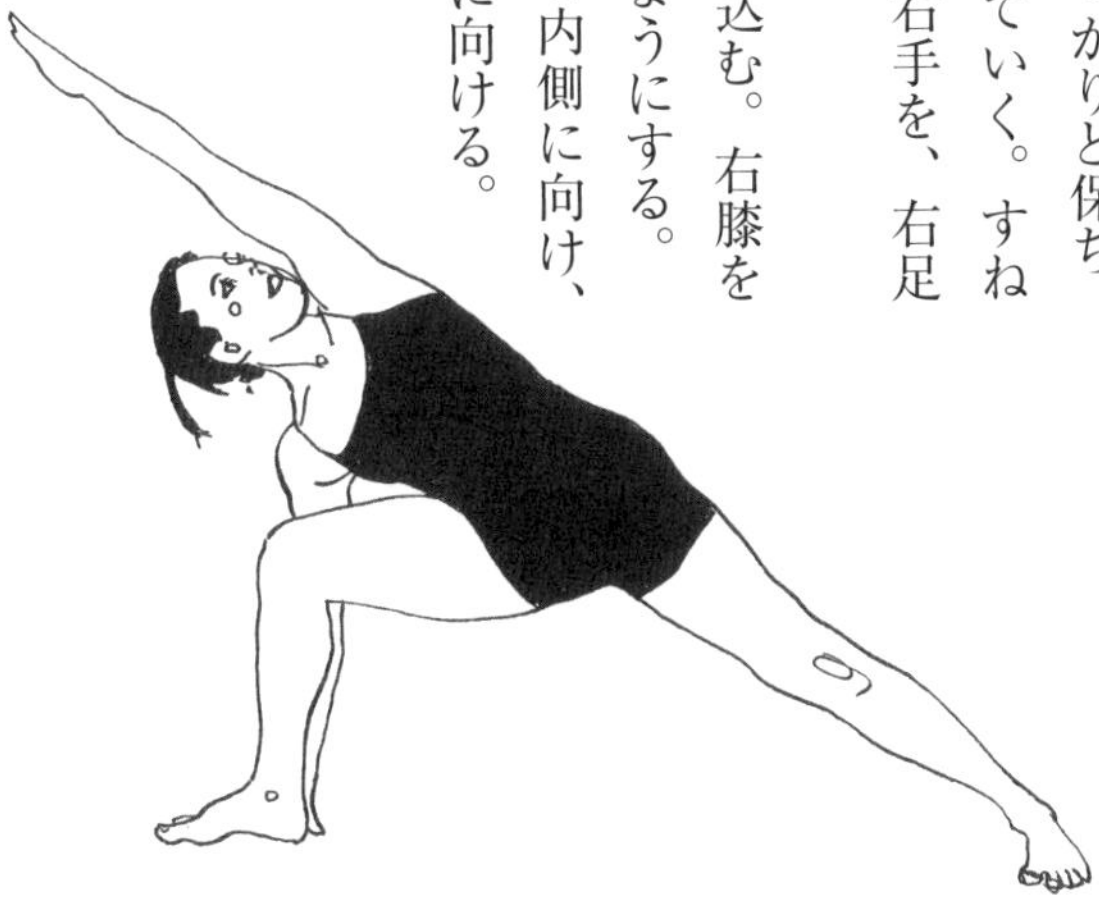

半月のポーズ

効果：足の筋力をつける。バランス感覚を向上させるのに役立つ。

①ヨガマットの上でまっすぐに立つ。息を吐きながらジャンプした後、両足を3足半から4足分、左右に開く。両腕を外から振り上げて開く。両腕と両足をいっぱいに伸ばす。左足のつま先を内側に、右足のつま先を外側に向ける。

②息を吐きながら、胴体を右側に倒していく。

③右のすねを持ち、「三角のポーズ（233ページ参照）」をする。普通に2回呼吸する。

④右膝を曲げ、左足を、右足の方へ1足分すべらせる。右手を、右足から1足分前の床につける。

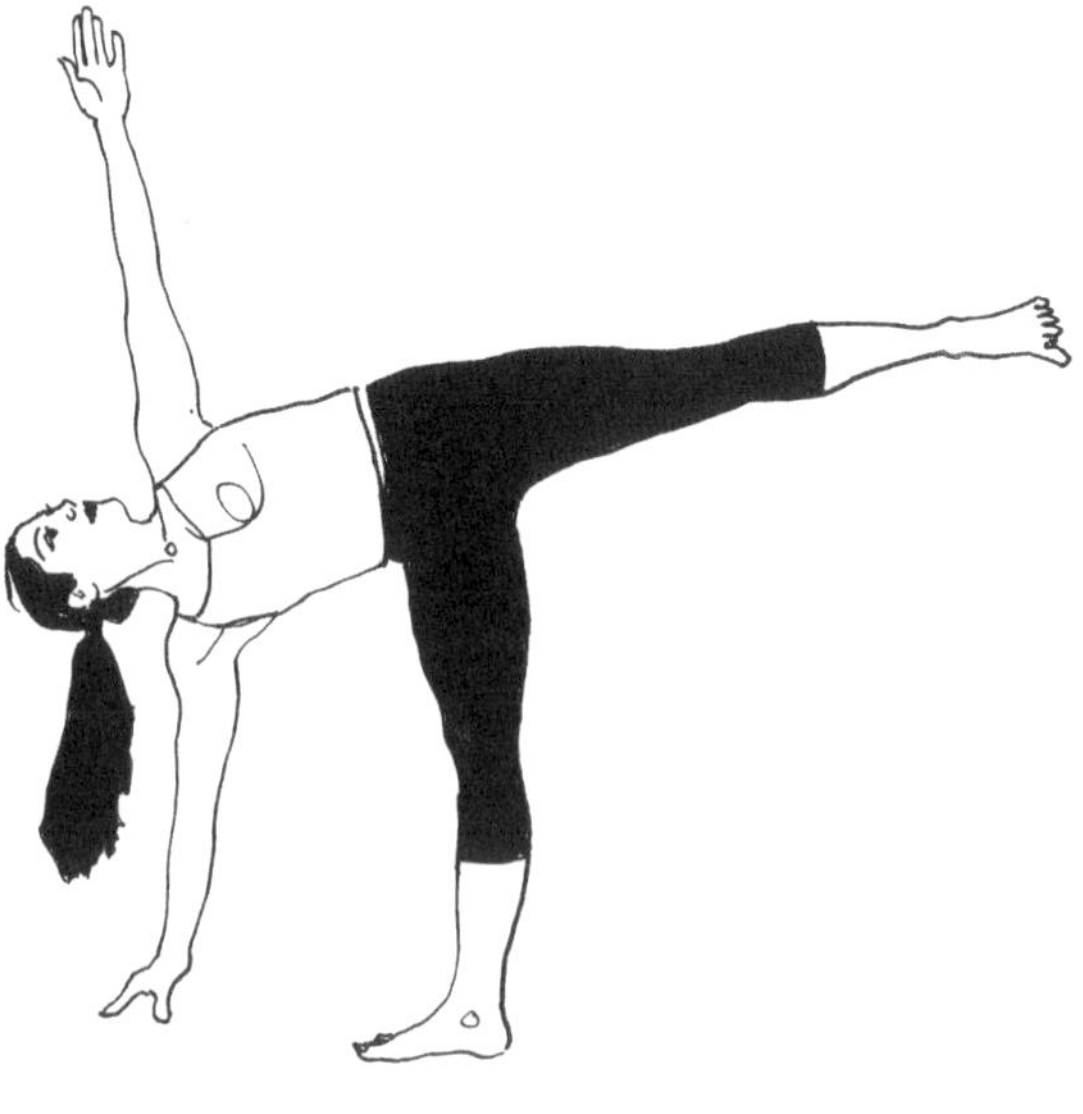

⑤息を吐き、右足をまっすぐに伸ばすのと同時に、左足を腰の高さまで振り上げる。両足がそれぞれまっすぐになるようにする。左腕を上げ、顔を上に向ける。穏やかに呼吸をしながら、このポーズを20～30秒保つ。足を替えて同じポーズをする。

膝を曲げないと手が床に届かない人は、ヨガブロックを置き、そこに手をついてもかまいません。壁に背中をつけてこのポーズをすると、バランスのとり方がわかってきます。

ワークアウト後のリラクゼーション（死体のポーズ）

効果：筋力をつけるポーズを終えるときに、回復のために行う。実践したポーズの効果を体に浸透させることができる。

①ヨガマットの上に、両足を前に伸ばして座り、背筋を伸ばす。
②両膝を曲げ、両腕は体の側面につける。
③ゆっくりと背骨を床につけていく。
④片方ずつ膝を伸ばし、太ももの裏側とふくらはぎの中心を床につけていく。両足の爪先を外側に向ける。
⑤両手を首の後ろに当てて、首の後ろを伸ばし、後頭部の中心が床につくようにする。両腕を外側に開き、手のひらは上に向ける。両肩を耳から離すようにする。

⑥意識して、筋肉や関節をリラックスさせる。顔の皮膚をリラックスさせる。両眼、舌、のどの力を抜く。完全に力を抜くこと。呼吸は静かにゆっくりと。

⑦このポーズを5分続ける。ポーズを終えるときには、膝を曲げ、どちらかの側へ寝返りを打ち、頭が最後になるように床から起き上がる。

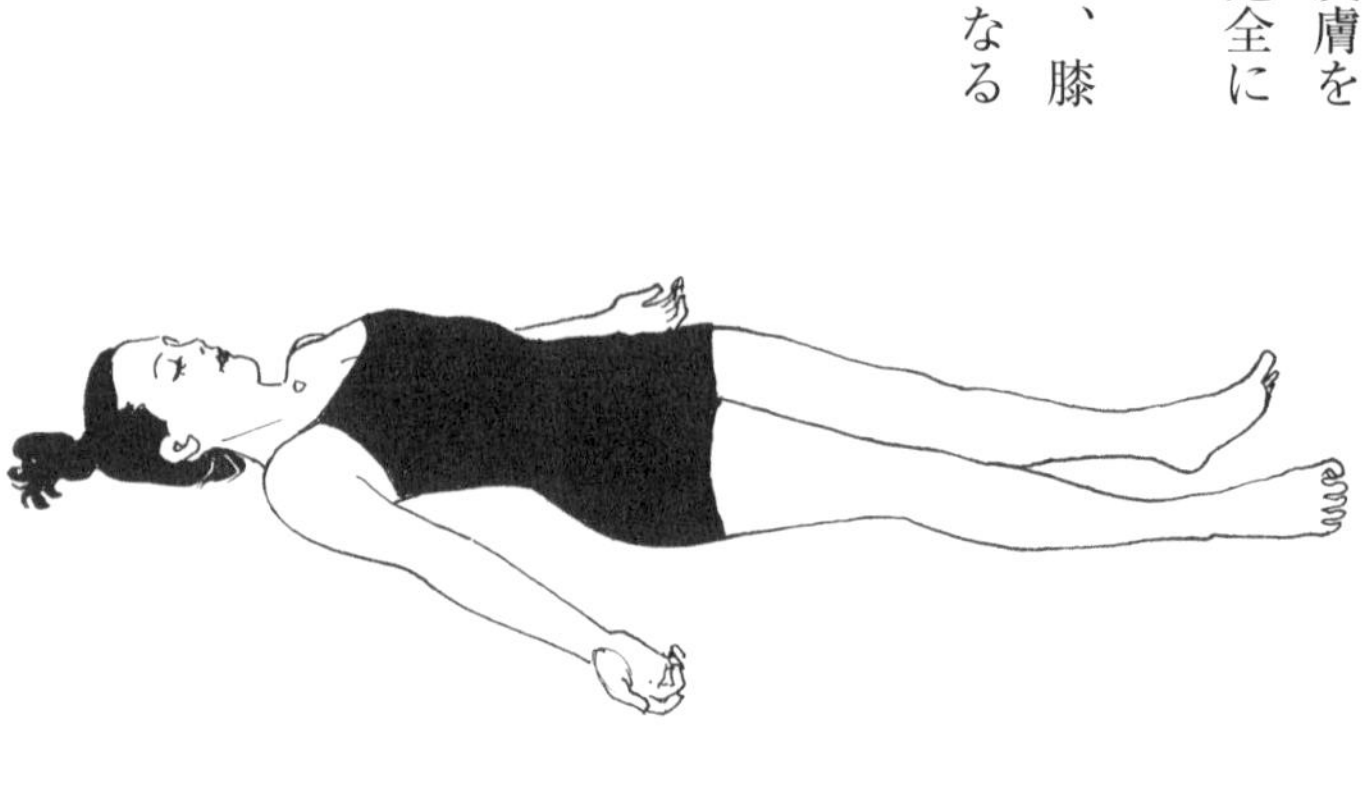

付録1　副腎のサポート

副腎をサポートするためにおすすめするサプリメントは、「アダプトゲン（adaptogen）」という名で知られているハーブです。このハーブは、体が必要としているものに「適応する（adapt）」ことから、その名が付けられました。ですから、アダプトゲンを服用すると、疲れ切っていると感じたときにはエネルギーを与えてくれ、興奮しているときには気持ちを鎮めてくれるのです。

一般にアダプトゲンは、ストレス耐性を強化し、不安に対処する力を高め、疲労感を緩やかに回復させるのに役立ちます。効き目がはっきりと現れるまでに時間がかかりますが、その確実性については私が保証します。アダプトゲンは、漢方や、インドの伝統的な医学であるアーユルヴェーダでは、ずっと昔から使われてきたものです。

まずかかりつけの医師に相談する

アダプトゲンは「完全に天然の」ハーブですが、適当に服用していいというものではありません。とても強力なので、人によっては服用しない方がいい場合があります。ですから、本書で紹介しているハーブを服用する前には、必ずかかりつけの医師に相談してください。できれば、植物療法に明るい医師の指導の下で服用しましょう。また、これから紹介するハーブについては、それぞれの注意事項に従ってください。

どのアダプトゲンをとればいいか

私が特におすすめするのは、高麗人参、エゾウコギ、アシュワガンダ、イワベンケイの4つです。この4つは別々にとってもいいし、調合したものでもかまいません。また調合したアダプトゲンを買うときには、このうちのイワベンケイを含む3種類が入っているものを選んでください。

高麗人参

高麗人参は、何千年も前から使われているとても高価な薬草で、細胞一つひとつの新陳代謝に効果があると考えられています。研究によって、体へのストレスの耐性を高めるのに役立つことも明らかにされています。また欧米の薬草医は、体の免疫機能を回復、向上させ、寿命を延ばし、正常な細胞の成長を助けると言っています。そのほか、幸福感を高め、ある種のガンを防ぐ効能があるという調査結果もあります。

用量：ジンセノサイドを4～7パーセント含む、標準的な高麗人参エキスを一日100～200

ミリグラム。または、ゼラチンカプセル入りの高麗人参の乾燥粉末を1～2グラム。
注意：基本的には安全ですが、推奨される用量を守っていても、焦燥、動悸、不眠などの症状が現れることがあります。カフェインと一緒に服用することで、過剰刺激や胃腸障害を引き起こすこともあります。血圧が高い人は、服用中には血圧に注意してください。また妊娠中や授乳中の女性の服用はおすすめしません。

エゾウコギ

エゾウコギは、漢方では筋肉のけいれん、関節の痛み、不眠、疲労に効果があるとされており、ドイツでは、慢性疲労症候群、集中力の低下、病後の回復への使用をすすめています。また、欧米の薬草医は、エゾウコギには、記憶力を改善し幸福感を高め、軽いうつ病を解消する効能があると指摘しています。
用量：根を乾燥させたものを一日2～3グラム。
注意：高麗人参と同様に、基本的には安全ですが、心血管疾患の人の場合、焦燥、動悸、不眠などの症状が現れることがあります。血圧が高い人は、服用中には血圧に注意してください。また、胎児への悪影響は認められないとする研究もありますが、妊娠中や授乳中の女性の服用はおすすめしません。

アシュワガンダ

アシュワガンダは、何千年も前からアーユルヴェーダで使われてきた薬草です。高麗人参と同様に、体力や持久力を高め、寿命を延ばし、免疫機能を向上させる効果があります。現在では、高血圧、不眠症、慢性疲労症候群、不安や疲弊に伴う性的不能の患者にすすめられています。アーユルヴェーダの治療師は昔から、心と体の両方の緊張がもたらす疲労を治療するときに使っています。

用量：根を乾燥させたものを一日に3～6グラム。

注意：妊娠中の人、鎮静剤を服用している人、胃に不快感や潰瘍がある人は服用を避けてください。ピーマン、トマト、ナス、ジャガイモなどナス科の植物に敏感な人も注意が必要です。

イワベンケイ（ロディオラ・ロゼア）

イワベンケイは、特にストレスホルモンのコルチゾールと関係があるといわれています。ストレスや疲労を感じるとコルチゾールのバランスが崩れますが、イワベンケイは、必要に応じてコルチゾールの反応を調節する働きをします。また細胞の新陳代謝をサポートする働きがあることもわかっています。私の経験では、イワベンケイを服用した人は、2、

3週間から一カ月くらいで効き目が現れ始めたと言っています。

用量：ロザビンを2〜3パーセント、サリドロサイドを0・8〜1パーセント含む、規格化されたイワベンケイのエキスを一日に200〜600ミリグラム。または、規格化されていない根を一日に2〜3グラム。

注意：双極性障害の人は服用しないでください。また、妊娠中や授乳中の女性の服用もおすすめしません。イワベンケイを多量に服用すると、不眠症を引き起こすことがあります。

付録2　更年期のサポート

更年期の問題で私のところに来る患者には、ハーブの効き目があったという人が数多くいます。機能性医学の医師に相談して、自分に適した調合をしてもらうのが理想ですが、これから紹介するサプリメントをいくつか試してみてもいいでしょう。服用するときには、注意書きの用量に従ってください。

ブラックコホシュ

十分な研究の結果、更年期の症状に効果があることが証明されているハーブです。特に体のほてりを抑える効能があることがわかっています。

用量：標準的なエキス40～80ミリグラムを一日に2回。

注意：肝臓に問題のある人は服用しないでください。

ワイルドヤム

私の患者には、ホルモン治療として、ワイルドヤムの錠剤やクリームを使っている人が大勢います。ワイルドヤムに含まれている天然成分の中には、エストロゲンやプロゲステロンと似た性質を持っているものがあります。これまでのところ、更年期障害に対するワイルドヤムの効果を示す臨床試験結果は得られていませんが、症状の緩和に役立っている人もいます。

用量（クリームの場合）：製品の濃度にもよりますが、毎日小さじ1杯分を、手首の内側、胸、腹、太ももの内側に塗ってください。

用量（パウダーの場合）：２５０ミリグラムを一日に3回まで。

アダプトゲン

更年期の症状に対するアダプトゲンの効能については付録1をご覧ください。特に高麗人参は、更年期障害のうち、気分を高めたり、ほてりを抑えたりするのに効果があるようです。

DHEA（デヒドロエピアンドロステロン）

DHEAは、活力を増進させるホルモンで、ストレス反応として副腎で生成されます。通常は、30歳を過ぎると分泌量が減少し始めますが、加齢に伴う症状を抑えるのに効果があると言われています。確かにDHEAのサプリメントは、精力の減退やほてりなどの更年期障害に効き目があるように思われます。ただ、服用を考えているのでしたら、まず血中濃度を調べてもらって、DHEAが減少している場合に限り、始めてください。そして服用を始めてからも、血中濃度を測定して、自分に必要な量を摂取しているか、レベルが高くなりすぎていないかを確認してください。

用量：最初は一日10ミリグラムと少量から始めて、様子を見てください。

亜麻仁と亜麻仁油

亜麻仁油は健康によい脂質で、軽い更年期障害に効果があるといわれています。亜麻仁に含まれるリグナンは、女性ホルモンのバランスを整えてくれます。しかし、亜麻仁油のサプリメントに関する研究では、必ずしも、ほてりを緩和する効果があるわけではないようです。

用量：すりつぶした亜麻仁か亜麻仁油を一日に大さじ1～2杯。

ムラサキツメクサ

私の患者には、更年期障害を緩和するためにムラサキツメクサを服用している人が大勢います。ムラサキツメクサには天然の植物性エストロゲンが含まれていますが、効果の有無については、はっきりした研究結果が出ていません。

用量：チンキ剤にしたものかカプセルで、一日40ミリグラムをとってください。

付録3　睡眠のサポート

睡眠補助薬を服用しなくとも、自然な方法でぐっすり眠ることは可能です。処方薬にありがちな副作用の心配もありません。これから紹介する栄養素は、別々に摂取してもいいですし、いくつか調合したものを服用してもかまいません。

アミノ酸

● GABA（ガンマ-アミノ酪酸）は、過剰に刺激を受けた神経細胞を落ち着かせることで、リラックスした気分をもたらします（用量：200〜500ミリグラム）。

● L-テアニンはGABAの生成を助けます。緑茶に含まれる主要アミノ酸ですが、お茶以外の方法で摂取することもできます。気分を鎮める働きがあります（用量：100〜300ミリグラム）。

● 5-HTP（5-ヒドロキシトリプトファン）は、睡眠と覚醒のサイクルを調節するホルモンであるメラトニンに含まれている成分です。5-HTPは、「気分がよくなる」天然の抗うつ薬であるセロトニンに変換されますが、このセロトニンもぐっすりと眠ることに関係しています（用量：50〜100ミリグラム）。

ハーブ類

●カノコソウの根
●パッションフラワー
●レモンバーム
●カモミール

これらのハーブはお茶やサプリメントの形で買うことができます。注意書きの用量に従ってください。

ホルモン

●メラトニンは、朝に目を覚まし、夜は眠るという、一日24時間のサイクルに合わせて自然に放出されるホルモンです（用量：0・5～1ミリグラム）。

ミネラル

●マグネシウムは、気持ちを落ち着かせて、眠気を催させる効果のあるミネラルです（用量：300～600ミリグラム）。

付録4　ビタミンDレベルを最適に保つ

どれくらいのビタミンDが必要かを正確に知るために、かかりつけの医師に血中ビタミンD濃度（25-OH-D）を測定してもらってください。現代人はビタミンDが不足しがちなので、これはとても重要な検査です。理想的な数値は、1ミリリットルあたり50〜80ナノグラム（ng/ml）とされていますが、私が考える基準は次のとおりです。

血中濃度が45ng/mlを超えている人は、毎日2000〜4000IUをとるようにしてください。この数字は、年齢、体重、季節、一日にどれくらい外に出ているか、住んでいる場所、肌の色、血中濃度によって変わってきます。つまり、高齢者、大柄の人、高緯度地方に住んでいる人、冬期に、日光にあまり当たらない人、肌の色が濃い人にはより多くビタミンDをとるようにすすめます。

血中濃度が35〜45ng/mlの人は、かかりつけの医師の監督の下で、ビタミンD3を一日に5000IU、3カ月続けてとるようにすすめています。その後で、血中濃度を再度測定してもらってください。

血中濃度が35ng/ml未満の人は、かかりつけの医師の監督の下で、ビタミンD3を一日に10000IU、3カ月続けてとるようにすすめています。その後で、血中濃度を再度測定してもらってください。なお、ビタミンDの不足している人が最適レベルになるまでには、6カ月はかかります。ビタミンDの血中濃度が最適レベルになったら、一日2000～4000IUに減らします。

Eating Shares Same Addictive Biochemical Mechanism with Cocaine, Heroin Abuse（衝動的な食生活とコカインやヘロインの濫用との類似性に関するスクリプス研究所の調査研究）” (March 23, 2010): http://www.scripps.edu/news/press/2010/20100329.html

Yang, “Gain Weight by ‘Going Diet?’”（前出）
Alison Abbot, “Sugar Substitutes Linked to Obesity（砂糖の代用品と肥満との関係）” Nature, 513, no. 7518: 279–454: http://www.nature.com/news/sugar-substitutes-linked-to-obesity-1.15938
Fernando de Matos Feijó et al. “Saccharin and aspartame, compared with sucrose, induce greater weight gain in adult Wistar rats, at similar total caloric intake levels（サッカリン及びアスパルテームはスクロースと比較して、総カロリー摂取レベルが同等の場合、成熟した実験用ラットの体重を大幅に増やす原因となる）” Appetite, 60, no.1 (January 2013): 203–7: http://www.sciencedirect.com/science/article/pii/S0195666312004138
Jotham Suez et al., “Artificial sweeteners induce glucose intolerance by altering the gut microbiota（人工甘味料は腸内フローラを変化させることで耐糖能障害の原因となる）” Nature 514 (October 9, 2014): 181–86: http://www.nature.com/nature/journal/v514/n7521/full/nature13793.html

Harvard T. H. Chan School of Public Health, “Omega-3 Fatty Acids: An Essential Contribution（オメガ3脂肪酸：その不可欠な役割）” The Nutrition Source, http://www.hsph.harvard.edu/nutritionsource/omega-3-fats/
Jump, Donald B., Ph.D., “What’s Good About Dietary Fat?（健康に良い脂質とはどんなものか？）” Research Newsletter, Linus Pauling Institute, Oregon State University, Spring/Summer 2008: http://lpi.oregonstate.edu/files/pdf/newsletters/ss08.pdf#page=8

1－2

Lydia A. Bazzano, M.D., Ph.D., M.P.H. et al, “Effects of Low-Carbohydrate and Low-Fat Diets: A Randomized Trial（ランダム化比較試験に基づく炭水化物及び脂質を制限する食事の効果）” Annals of Internal Medicine 161, no. 5 (September 2, 2014): http://annals.org/article.aspx?articleid=1900694
Jeff S. Volek et al, “Carbohydrate Restriction has a More Favorable Impact on the Metabolic Syndrome than a Low Fat Diet（炭水化物の制限は、低脂肪ダイエットよりもメタボリックシンドロームに対して効果がある）” Lipids 44, no. 4 (April 2009): 297–309: http://link.springer.com/article/10.1007%2Fs11745-008-3274-2

参考文献 ※原著発売時の情報のため、一部リンク切れの可能性があります。

はじめに

Danielle Simmons, Ph.D., “Epigenetic Influences and Disease（エピジェネティックな影響及び疾病）” Nature Education 1, no. 1 (2008): 6
Anne Brunet and Shelley L. Berger, “Epigenetics of Aging and Aging-related Disease（老化及び老化に伴う疾病のエピジェネティクス）” The Journals of Gerontology Series A: Biological Sciences and Medical Sciences 69, Supplement 1 (2014): S17–S20
Duke Medicine News and Communications, “‘Epigenetics’ Means What We Eat, How We Live and Love, Alters How Our Genes Behave（「エピジェネティクス」：食事、日常生活、性生活が遺伝子の発見の仕方を変える）” (October 25, 2005)

第1章

1－1

Qing Yang, “Gain Weight by ‘Going Diet?’ Artificial Sweeteners and the Neurobiology of Sugar Cravings（「ダイエット」をして肥満する理由：人工甘味料と、糖類渇望の神経生物学）” Yale Journal of Biology and Medicine 83, no. 2 (June 2010): 101–8: http://www.ncbi.nlm.nih.gov/pmc/articles/PMC2892765/
David S. Ludwig, M.D., Ph.D., “Artificially Sweetened Beverages Cause for Concern（飲料に含まれる人工甘味料が不安を引き起こす）” JAMA 302, no. 22 (December 2009): 2477–78
Lisa Conti, “Artificial Sweeteners Confound the Brain; May Lead to Diet Disaster（人工甘味料は脳を混乱させる：ダイエットが悲惨な結果となる可能性）” Scientific American (May 2008): http://www.scientificamerican.com/article/artificial-sweeteners-confound-the-brain/

Magalie Lenoir et al, “Intense Sweetness Surpasses Cocaine Reward（過剰な甘味料がもたらす影響はコカインをしのぐ）” PLOS One (August 1, 2007): http://journals.plos.org/plosone/article?id=10.1371/journal.pone.0000698

The Scripps Research Institute, “Scripps Research Study Shows Compulsive

(May 23, 2013): www.grist.org; http://grist.org/food/gut-punch-monsanto-could-be-destroying-your-microbiome/
Tom Philpott, "USDA Scientist: Monsanto' s Roundup Herbicide Damages Soil (USDAの科学者は語る：モンサントの除草剤「ラウンドアップ」は土壌を汚染する)" Mother Jones (August19, 2011): http://www.motherjones.com/tom-philpott/2011/08/monsantos-roundup-herbicide-soil-damage
Jack Kaskey, "Monsanto Weedkiller is 'Probably Carcinogenic,' WHO Says (WHOの見解：モンサントの除草剤には「発ガン性が疑われる」)" Bloomberg Business (March 20, 2015): http://www.bloomberg.com/news/articles/2015-03-20/who-classifies-monsanto-s-glyphosate-as-probably-carcinogenic-
Elizabeth Grossman, "Study Links Widely Used Pesticides to Antibiotic Resistance (広く使用されている殺虫剤と抗生物質抵抗性の関連性に関する研究)" civileats.com (March 24, 2015): http://civileats.com/2015/03/24/study-links-widely-used-pesticides-to-antibiotic-resistance/
William Abraham. "Glyphosate formulations and their use for the inhibition of 5-enolpyruvylshikimate-3-phosphate synthase (グリホサート調合物及び5-エノールピルビルシキミ酸3-リン酸シンターゼ阻害を目的とするその使用)" US Patent 7,771,736 B2, filed August 29, 2003, and issued August 10, 2010

Suez, et al, "Artificial sweeteners induce glucose intolerance by altering the gut microbiota" (前出)

Anna Sapone et al, "Spectrum of gluten-related disorders: consensus on new nomenclature and classification (グルテンに関わるさまざまな症状：新たな用語と分類に関するコンセンサス)" BMC Medicine 10: http://www.biomedcentral.com/1741-7015/10/13
Ari LeVaux, "Meet the Controversial MIT Scientist Who Claims She Discovered a Cause of Gluten Intolerance (グルテン不耐症の原因を発見したというので議論の的となっているMITの科学者に話を聞く)" AlterNet.org (February 27, 2014): http://www.alternet.org/food/meet-controversial-mit-scientist-who-claims-have-discovered-cause-gluten-sensitivty

Brad Plumer, "How GMO crops conquered the United States (アメリカを席巻する遺伝子組み換え作物)" Vox.com (August 12, 2014): http://www.vox.com/2014/8/12/5995087/genetically-modified-crops-rise-charts
Institute for Responsible Technology, "GMOs in Food, A summary of crops,

Kristine Yaffe, M.D. et al, “The Metabolic Syndrome, Inflammation, and Risk of Cognitive Decline（メタボリックシンドローム、炎症及び認知低下のリスク）” JAMA 292, no. 18 (2004):2237–42: http://jama.jamanetwork.com/article.aspx?articleid=199762
S. Bhashyam et al, “Aging is associated with myocardial insulin resistance and mitochondrial dysfunction（老化と、心筋のインスリン抵抗性及びミトコンドリア機能障害との関連性）” American Journal of Physiology. Heart and Circulatory Physiology 293, no. 5 (November 2007)

A. S. Ryan, “Insulin resistance with aging: effects of diet and exercise（インスリン抵抗性と老化：食事と運動がもたらす効果）” Sports Medicine 30, no. 5 (November 2000):327–46: http://www.ncbi.nlm.nih.gov/pubmed/11103847

1－3, 1－4

Joe Alcock et al, “Is eating behavior manipulated by the gastrointestinal microbiota? Evolutionary pressures and potential mechanisms（食行動は腸内フローラに左右されるか？　その進化圧及び潜在的メカニズム）” BioEssays (2014): http://onlinelibrary.wiley.com/doi/10.1002/bies.201400071/abstract;jsessionid=F6B7EFFC0AAABB48927933F7877B1332.f02t03
Jeffrey Norris, “Do Gut Bacteria Rule Our Minds? In an Ecosystem Within Us, Microbes Evolved to Sway Choices（腸内細菌が精神をコントロールするか？　人体のエコシステム内で、選択に影響を及ぼすように進化した細菌）” UCSF News Center, University of California San Francisco (August 15, 2014): https://www.ucsf.edu/news/2014/08/116526/do-gut-bacteria-rule-our-minds

GM Watch, “GM soy linked to health damage in pigs—a Danish Dossier（遺伝子組み換えされた大豆が豚の健康を損ねる—デンマークでの調査から）”: http://www.gmwatch.org/en/gm-reality/13882-gm-soy-linked-to-health-damage-in-pigs-a-danish-dossier

Institute of Science in Society, “A Roundup of Roundup® Reveals Converging Pattern of Toxicity from Farm to Clinic to Laboratory Studies（除草剤「ラウンドアップ」の毒性が農場から医院、研究室へと収束するパターンに関する研究）” ISIS Report (January 19, 2015): http://www.i-sis.org.uk/Roundup_of_Roundup.php
Tom Laskawy, “Gut punch: Monsanto could be destroying your microbiome（どてっ腹に一撃：モンサント社はあなたの腸内フローラを破滅させるかもしれない）”

tissue and mediates stress-induced obesity and metabolic syndrome（ニューロペプチドYは脂肪組織の表面で直接働き、ストレスに起因する肥満やメタボリックシンドロームを軽減する）" Nature Medicine 13 (2007): 803–11; Published online: July 1, 2007, Corrected online: July 24, 2007. http://www.nature.com/nm/journal/v13/n7/full/nm1611.html

Sally S. Dickerson et al, "When the Social Self Is Threatened: Shame, Physiology, and Health（脅かされる社会的自己：恥、生理学、健康の関係）" Journal of Personality, 72, no. 6 (December 2004): 1191–1216: http://onlinelibrary.wiley.com/doi/10.1111/j.1467-6494.2004.00295.x/abstract

Suzanne B. Hanser, "Music Therapy and Stress Reduction Research（音楽療法とストレス軽減に関する調査）" Journal of Music Therapy 22, no. 4 (1985): 193–206: http://jmt.oxfordjournals.org/content/22/4/193.abstract
Amy Novotney, "Music as Medicine（治療薬としての音楽）" American Psychological Association, 44, no. 10 (November 2013): http://www.apa.org/monitor/2013/11/music.aspx

Clara Strauss et al, "Mindfulness-Based Interventions for People Diagnosed with a Current Episode of an Anxiety or Depressive Disorder: A Meta-Analysis of Randomised Controlled Trials（不安症やうつ病と診断された患者に対するマインドフルネスに基づく介入：ランダム化比較試験のメタ分析から）" PLOS One (April 24, 2014): http://www.plosone.org/article/info:doi%2F10.1371%2Fjournal.pone.0096110
T. L. Jacobs et al, "Self-reported mindfulness and cortisol during a Shamatha meditation retreat（サマタ瞑想体験中のマインドフルネス及びコルチゾールに関する自己報告）" Health Psychology 32, no. 10 (March 25, 2013): 1104–9: http://www.ncbi.nlm.nih.gov/pubmed/23527522
Lee S. Berk et al, "Cortisol and Catecholamine stress hormone decrease is associated with the behavior of perceptual anticipation of mirthful laughter（コルチゾール及びカテコールアミンなどのストレスホルモンの減少と、朗らかな笑いへの知覚的予測との関連性）" The FASEB Journal, 22 (2008): http://www.fasebj.org/cgi/content/meeting_abstract/22/1_MeetingAbstracts/946.11

1－7

Jonnelle Marte, "10 Things the Sleep-Aid Industry Won' t Tell You（睡眠薬業界が教えてくれない10の真実）" Marketwatch.com (May 23, 2013): http://

foods and food ingredients have been genetically modified as of May, 2010（遺伝子組み換えが行われた作物、食品、原料に関する2010年5月時点でのリスト）”

1−5

Saurabh S. Thosar et al, “Taking Short Walking Breaks Found to Reverse Negative Effects of Prolonged Sitting（短時間のウォーキングによる、長時間座った姿勢がもたらす悪影響の改善）” Medicine & Science in Sports & Exercise (2014): http://www.sciencedaily.com/releases/2014/09/140908083748.htm

Gabrielle Roth『Maps to Ecstasy: The Healing Power of Movement（エクスタシーへの道：動くことの癒しの力）』 (Novato, CA: New World Library, 1998).

Jay Williams, “How much sex is considered exercise?（セックスは運動になるか?）” upwave.com: http://www.cnn.com/2013/09/17/health/sex-calorie-burn-upwave/

Eric Dash, “Ideas and Trends; Sex May Be Happiness but Wealth Isn' t Sexiness（アイデアとトレンド：セックスは幸せをもたらすかもしれないが、富は性的魅力とはならない）” New York Times (July 11, 2004): http://www.nytimes.com/2004/07/11/weekinreview/ideas-trends-sex-may-be-happiness-but-wealth-isn-t-sexiness.html

Katherine Chatfield, “10 Health Rules for Women（女性が健康になるための10のルール）” bodyandsoul.com.au: http://www.bodyandsoul.com.au/health/health+advice/10+health+rules+for+women,8017

1−6

K. A. Scott et al, “Effects of Chronic Social Stress on Obesity（慢性化した社会的ストレスが肥満に及ぼす影響）” Current Obesity Reports 1, no. 1 (March 2012): 16–25, https://www.ncbi.nlm.nih.gov/pubmed/22943039
S. J. Melhorn et al, “Meal Patterns and Hypothalamic NPY Expression During Chronic Social Stress and Recovery（社会的ストレスが慢性化した状態及び回復期における摂食パターン及び視床下部でのニューロペプチドYの発現）” American Journal of Physiology: Regulatory, Integrative, and Comparative Physiology, 299, no. 3 (September 2010): R813–R833: https://www.ncbi.nlm.nih.gov/pmc/articles/PMC2944420/
Lydia E. Kuo et al, “Neuropeptide Y acts directly in the periphery on fat

Deborah Weinstein, "Merck looks to wake up sleep aids category with suvorexant（製薬会社メルクはスボレキサントを睡眠薬として申請する予定）" Medical, Marketing, and Media Online (February 8, 2012): mmm-online.com; http://www.mmm-online.com/merck-looks-to-wake-up-sleep-aids-category-with-suvorexant/article/226461/

Sophie Billioti de Gage et al, "Benzodiazepine use and risk of Alzheimer's disease: case-control study（ベンゾジアゼピンの使用とアルツハイマー病の発症リスク：症例対照研究から）" BMJ (September 9, 2014): http://www.bmj.com/content/349/bmj.g5205

T. B. Huedo-Medina et al, "Effectiveness of non-benzodiazepine hypnotics in treatment of adult insomnia: meta-analysis of data submitted to the Food and Drug Administration（成人不眠症患者に対する非ベンゾジアゼピン系睡眠薬の効果：食品医薬品局に提出されたメタ分析から）" BMJ (December 17, 2012): http://www.ncbi.nlm.nih.gov/pubmed/23248080.

1－8

"Last Week Tonight with John Oliver: Marketing to Doctors (HBO)（『ラスト・ウィーク・トゥナイト・ウィズ・ジョン・オリヴァー』：「医者に薬を売り込め」）" https://www.youtube.com/watch?v=YQZ2UeOTO3I
Alix Spiegel, "How to Win Doctors and Influence Prescriptions（医師を言いくるめて薬を処方させる方法）" NPR (October 21, 2010): http://www.npr.org/templates/story/story.php?storyId=130730104
Adriane Fugh-Berman and Shahram Ahari, "Following the Script: How Drug Reps Make Friends and Influence Doctors（処方箋にそう書いてある：製薬会社が医師を仲間に取り込んで影響を与える方法）" PLOS Medicine 4, no. 4 (April 2007): http://www.ncbi.nlm.nih.gov/pmc/articles/PMC1876413/
J. P. Orlowski and L. Wateska, "The effects of pharmaceutical firm enticements on physician prescribing patterns. There's no such thing as a free lunch（製薬会社が医師に処方を促すパターン：ランチをおごるだけでは終わらない）" Chest, 102, no. 1 (1992): 270–73: http://journal.publications.chestnet.org/article.aspx?articleid=1065179S0012-3692(16)35881-0/pdf

"Dangerous Drugs（危険な薬）" Drugwatch.com, http://www.drugwatch.com/dangerous-drugs.php
"Prescription Drug Side Effects（処方薬の副作用について）" Prescription

www.marketwatch.com/story/10-things-the-sleep-aid-industry-wont-tell-you-2013-05-22
Maureen Mackey, "Sleepless in America: A $32.4 Billion Business (眠れないアメリカ：324億ドルという睡眠薬ビジネス)" The Fiscal Times (July 23, 2012): http://www.thefiscaltimes.com/Articles/2012/07/23/Sleepless-in-America-A-32-4-Billion-Business

Cleveland Clinic, "Sleep Disorders in the Older Child and Teen (十代に増える睡眠不足)" https://my.clevelandclinic.org/ccf/media/files/Sleep_Disorders_Center/09_Adolescent_factsheet.pdf

R. Morgan Griffin, "9 Surprising Reasons to Get More Sleep (もっと睡眠が必要だと言われる9つの驚くべき理由)" WebMd: http://www.webmd.com/sleep-disorders/features/9-reasons-to-sleep-more

Claire E. Sexton et al, "Poor sleep quality is associated with increased cortical atrophy in community dwelling adults (睡眠の質の低下と地域社会に暮らす成人に脳萎縮が増加していることとの関係)" (September 3, 2014): http://www.neurology.org/content/early/2014/09/03/WNL.0000000000000774

"Losing 30 minutes of sleep per day may promote weight gain and adversely affect blood sugar control (睡眠時間が一日30分短くなることで体重増加、血糖値の乱れなどの悪影響)" presented March 5, at ENDO 2015, the annual meeting of the Endocrine Society in San Diego; http://www.sciencedaily.com/releases/2015/03/150306082541.htm

"Scientists find mechanism to reset body clock (体内時計をリセットする仕組みを発見)" University of Manchester News (March 21, 2014): http://www.manchester.ac.uk/discover/news/article/?id=11803
"Body clock link could aid obesity treatments (体内時計とのリンクが肥満の治療に有効)" University of Manchester News (September 4, 2014): http://www.manchester.ac.uk/discover/news/article/?id=12689

Jane Kay, "Loss of night: Artificial light disrupts sex hormones of birds (失われる夜：人工の照明が鳥の性ホルモンをかく乱させる)" Environmental Health News (Sept. 4, 2014): http://www.environmentalhealthnews.org/ehs/news/2014/aug/wingedwarnings6lossofnight

以上のアメリカ人の4分の1がスタチンを服用している）” CardioBrief (February 17, 2011): http://cardiobrief.org/2011/02/17/one-quarter-of-us-adults-45-and-over-taking-statins/
Kristina Fiore, “One U.S. Patient in Four Takes Statins（アメリカの患者の4人に1人はスタチンを服用している）” MedPage Today (February 16, 2011): http://www.medpagetoday.com/PublicHealthPolicy/PublicHealth/24913

“Strong statin-diabetes link seen in large study of Tricare patients（トライケア保険の患者に対する広範な調査に見られるスタチンと糖尿病との高い関連性）” MedicalXpress (May 7, 2015): http://medicalxpress.com/news/2015-05-strong-statin-diabetes-link-large-tricare.html

Brady Dennis and Lenny Bernstein, “New guidelines could have far more Americans taking statin drugs for cholesterol（新しいガイドラインにより一層多くのアメリカ人がコレステロール値を下げるためにスタチンを服用する可能性がある）” Washington Post (November 12, 2013): http://www.washingtonpost.com/national/health-science/new-guidelines-could-have-far-more-americans-taking-statin-drugs-for-cholesterol/2013/11/12/7f249318-4be4-11e3-be6b-d3d28122e6d4_story.html

Jeanne Garbarino, “Cholesterol and Controversy: Past, Present and Future（コレステロールに関する論争：その過去、現在、未来）” Scientific American (November 15, 2011): http://blogs.scientificamerican.com/guest-blog/2011/11/15/cholesterol-confusion-and-why-we-should-rethink-our-approach-to-statin-therapy/
John G. Canto et al, “Number of Coronary Heart Disease Risk Factors and Mortality in Patients With First Myocardial Infarction（最初の心筋梗塞を発症した患者の冠動脈疾患のリスク要因及び死亡率）” JAMA 306, no. 19 (2011): 2120–27: http://jama.jamanetwork.com/article.aspx?articleid=1104631
Richard A. Kronmal et al, “Total Serum Cholesterol Levels and Mortality Risk as a Function of Age, A Report Based on the Framingham Data（年齢に応じた総血清コレステロールレベル及び死亡リスク：フラミンガムデータに基づく報告）” Archives of Internal Medicine 153, no. 9 (1993): 1065–73: http://archinte.jamanetwork.com/article.aspx?articleid=617275
Elizabeth G. Nabel and Eugene Braunwald, M.D., “A Tale of Coronary Artery Disease and Myocardial Infarction（冠動脈疾患及び心筋梗塞に関する神話）” New England Journal of Medicine 366 (January 5, 2012): 54–63: http://www.

Drug Side Effects, Drugwatch.com, http://www.drugwatch.com/side-effects/;
"Adverse Drug Reactions（薬がもたらす有害な副作用）" worstpills.org, https://www.worstpills.org/public/page.cfm?op_id=4
Michael B. Kelley, "Prescription Drugs Now Kill More People In The US Than Heroin And Cocaine Combined（アメリカでは処方薬での死亡者数がヘロインとコカインの死亡者数の合計を上回っている）" Business Insider (September 26, 2012): http://www.businessinsider.com/painkillers-kill-more-americans-than-heroin-and-cocaine-2012-9

Ian Forgacs and Aathavan Loganayagam, "Overprescribing proton pump inhibitors（プロトンポンプ阻害薬の過剰処方）" BMJ 333, no. 7634 (January 5, 2008): http://www.ncbi.nlm.nih.gov/pmc/articles/PMC2174763/
Sheila Wilhelm et al, "Perils and Pitfalls of Long-term Effects of Proton Pump Inhibitors（プロトンポンプ阻害薬による長期的な影響がもたらす危険な落とし穴）" Expert Review of Clinical Pharmacology 6, no. 4 (2013): 443-451: http://www.medscape.com/viewarticle/809193
"Overuse of Proton Pump Inhibitors is Expensive & Dangerous（プロトンポンプ阻害薬の過剰使用は高くつくだけではなく危険でもある）" Physician's Weekly Newsletter (June 26, 2012): http://www.physiciansweekly.com/proton-pump-inhibitors-overuse/

Hershel Jick, M.D., et al, "Antidepressants and the Risk of Suicidal Behaviors（抗うつ薬と自殺行動をとる危険）" JAMA 292, no. 3 (2004): http://jama.jamanetwork.com/article.aspx?articleid=199120
"Suicide & Antidepressants（自殺と抗うつ薬）" Drugwatch.com, http://www.drugwatch.com/ssri/suicide/

Carol Coupland et al, "Antidepressant use and risk of adverse outcomes in older people: population based cohort study（高齢者の抗うつ薬の服用とその悪影響：集団ベースのコホート調査から）" BMJ 343 (August 2, 2011): http://www.bmj.com/content/343/bmj.d4551
Jennifer Anderson, "Some Antidepressants Dramatically Increase Risk of Falls in Older People（抗うつ薬が原因となって高齢者の転倒が著しく増加）" AARP Bulletin (August 23, 2011): http://www.aarp.org/health/drugs-supplements/info-08-2011/some-antidepressants-increase-senior-fall-risk.html

Larry Husten, "One Quarter of US Adults 45 and Over Taking Statins（45歳

1－9
Phillippe Autier, M.D., and Sara Gandini, Ph.D.,“Vitamin D Supplementation and Total Mortality, A Meta-analysis of Randomized Controlled Trials（ランダム化対照臨床試験のメタ分析に基づく、ビタミンDの補給及び総死亡者数の関係）” Archives of Internal Medicine 167, no. 16 (2007):1730–37

David Nayor,“Magnesium: Widespread Deficiency with Deadly Consequences（マグネシウムの不足は生死に関わる問題）” Life Extension Magazine (May 2008): http://www.lef.org/Magazine/2008/5/Magnesium-Widespread-Deficiency-With-Deadly-Consequences/Page-01
Carolyn Dean, M.D., N.D.,“The Miracle of Magnesium（マグネシウムの奇跡）” Mercola.com (August 2004): http://articles.mercola.com/sites/articles/archive/2004/08/07/miracle-magnesium.aspx
Zahra Barnes,“Magnesium, an invisible deficiency that could be harming your health（マグネシウム不足は目に見えないところで健康に害を及ぼす）” CNN.com (December 31, 2014): http://www.cnn.com/2014/12/31/health/magnesium-deficiency-health/

nejm.org/doi/full/10.1056/NEJMra1112570
Harlan M. Krumholz, M.D., et al. "Lack of Association Between Cholesterol and Coronary Heart Disease Mortality and Morbidity and All-Cause Mortality in Persons Older Than 70 Years（コレステロールと冠動脈疾患による死亡との関連性はない：70歳以上の高齢者の罹患率及び全死亡原因）" JAMA 272, no. 17 (1994): 1335–40: http://jama.jamanetwork.com/article.aspx?articleid=381733

Peter Gøtzsche, "Psychiatric drugs are doing us more harm than good（精神病薬は百害あって一利なし）" The Guardian (April 30, 2014): http://www.theguardian.com/commentisfree/2014/apr/30/psychiatric-drugs-harm-than-good-ssri-antidepressants-benzodiazepines

Scott Glover and Lisa Girion, "Counties sue narcotics makers, alleging 'campaign of deception（「虚偽による販売活動」を行ったとして州が睡眠薬メーカーを提訴）" Los Angeles Times (May 21, 2014): http://www.latimes.com/local/la-me-rx-big-pharma-suit-20140522-story.html#page=1

Watchdog, "Dying for Relief: A Times Investigation（命を縮める治療：本紙調査による）" Los Angeles Times (May 21, 2014): http://www.latimes.com/science/la-sg-dying-for-relief-times-investigation-storygallery.html

Joseph Hooper, "When to Say No to Your Doctor（医師に「NO」と言うべきとき）" Men's Journal (October 2014): http://www.mensjournal.com/magazine/when-to-say-no-to-your-doctor-20140919

Maggie Fox, "More Drugs Do Not Always Mean Better Care: Studies（薬を多く投与することが治療になるとは限らない：調査結果から）" Reuters (November 3, 2010): http://www.reuters.com/article/2010/11/03/us-usa-healthcare-spending-idUSTRE6A27SO20101103

Jane E. Brody, "Too Many Pills for Aging Patients（高齢者に対する過剰投薬）" New York Times (April 16, 2012): http://well.blogs.nytimes.com/2012/04/16/too-many-pills-for-aging-patients/?_r=0
American Society of Consultant Pharmacists, "ASCP Fact Sheet（ASCPファクトシート）"

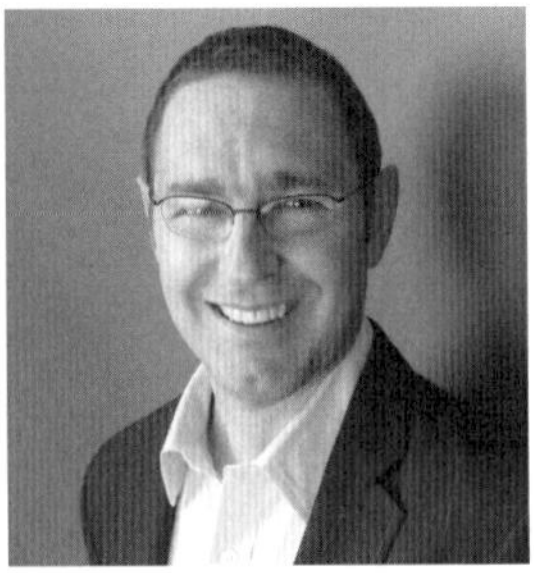

著者　フランク・リップマン

アメリカにおける統合医療の先駆者の一人であり、著書は『ニューヨーク・タイムズ』紙でベストセラーとして紹介されている。健康に関する講演を世界中で行う一方で、『Men's Health』、『Vogue』、『Men's Journal』、『Redbook』、『Martha Stewart Living』などの雑誌で記事を執筆。また、『Goop』や『ハフィントンポスト』の定期寄稿者としても知られている。
https://www.bewell.com

訳者 金成 希　2011年から、フリーランスとして出版と実務の両方の翻訳業務に携わる。訳書は、『LGBTの子どもに寄り添うための本：カミングアウトから始まる日常に向き合うQ&A』（白桃書房、2016年）、『分解してみました』（パイインターナショナル、2015年）、『僕はベーコン』（パイインターナショナル、2014年）、『ジュニアイラスト英語辞典』（日東書院本社、2014年）など。

奇跡のカラダ活性化プログラム

平成30年10月5日 初版第1刷発行

著　者　　フランク・リップマン
訳　者　　金成 希
発行者　　廣瀬 和二
発行所　　辰巳出版株式会社
〒160-0022 東京都新宿区新宿2丁目15番14号 辰巳ビル
TEL 03-5360-8960（編集部）　TEL 03-5360-8064（販売部）
FAX 03-5360-8951（販売部）　http://www.TG-NET.co.jp
進行　　説田綾乃　高橋栄造　中嶋仁美　永沢真琴　湯浅勝也
10 REASONS YOU FEEL OLD AND GET FAT by Frank Lipman, M.D.

Originally published in 2016 by Hay House Inc. USA
Japanese translation published by arrangement with Hay House UK Ltd.
through The English Agency (Japan) Ltd.
Tune into Hay House broadcasting at: www.hayhouseradio.com
編集協力　　リリーフ・システムズ　石飛千尋
デザイン　　関本和弘
印刷・製本所　大日本印刷株式会社

ISBN 978-4-7778-2161-7